名医が明かす糖尿病のホントの話

玉谷実智夫
Tamatani Michio

白夜書房

はじめに

糖尿病は初期にはまったく自覚症状がないため、軽く受け止められがちな病気です。「糖尿病の疑いあり、予備軍です」と言われても、しっかり治療している人のほうが少ないのではないでしょうか。

だって、医師である私自身が、糖尿病予備軍になったことがあり、最初は「え～なんで僕が⁉」と感じ、受け入れられなかったくらいですから。


こんにちは。玉谷実智夫です。

大阪市東淀川区でクリニックを開業しております。これまでのべ10万人の生活習慣病の患者さんを診てきました。

その中でも数が多いのが糖尿病の患者さんです。

多くの患者さんに接し、日常生活の話やお悩みを聞いていつも思うのは、「その気持ち、本当によくわかる……」ということです。

仕事終わりのビール、飲んだ後の〆のラーメン、甘いお菓子……私も大好きです。全部ガマンしろなんて急に言われても、無理ですよね。

運動だって、これまで何もしてこなかったのに、いきなりジムに入っても何をすればいいかわからないし、毎日1万歩歩けと言われても、仕事も忙しいし。

心の中でそう思いながら、患者さんには「ビールを控えましょう」「1駅歩くといいですよ」なんて指導している毎日です。


「先生は、ちゃんと健康には気を使って、しっかり自己管理されているんですよね？」

そう聞かれると弱いです。

職業柄、つねに気にはしていますが、私自身の生活習慣、まったくすばらしくはないんです。

ビールは毎日飲んでいますし、炭水化物も多くなりがち。

運動も、一時はジムに入会して張り切っていたのですが、この2カ月は行けずに会費を払っているだけ。せめて通勤時に1駅手前で降りて歩こう、と思っているのですが、仕事が大忙しの今は挫折しています。

そんな私が、厳しい制限の必要な「糖尿病」に移行せず、「予備軍」で踏みとどまっていられるのは、なぜでしょうか。

えっ？「自分で自分を診察して点数を甘くしているんだろう」って？

そんなことは断じてしていません！

できることならごまかしたいくらいですが、糖尿病かそうでないかは、血液検査の結果の数値でハッキリ線引きされるので、ごまかすことはできません。

私が血糖値の数値を抑えていられる理由、それは、糖尿病に対する医師としての知識があるからです。

もし、糖尿病予備軍だと言われたら何をすべきか？
もし、食事を制限しろと言われたらどうすべきか？
もし、運動をしろと言われたらどうすべきか？
そして、
血糖値とは何なのか？
糖尿病は、本当はどんな病気なのか？

私が知っていることを、みなさんにわかりやすくお伝えしたくて本書を書きました。

『名医が明かす 糖尿病のホントの話』
「名医」の部分はわかりませんが、「ホントの話」という部分には自信を持ってお伝えできます。

本書では、糖尿病の原因から改善方法まで、糖尿病のことをあまり知らない（知りたくない？）人にも本当のことがわかるように書かれています。
正しい知識があれば、必要以上に恐れる心配はありません。
たしかに糖尿病は進行すると非常に恐ろしい合併症をもたらす病です。
でも初期のうちならまだ打つ手はあります。
これ以上、状況を悪くしないために、一緒にがんばりましょう。

令和5年2月

玉谷実智夫

目次

第1章

その肥満、放っておくと糖尿病に!?

第2章

糖尿病は万病のもと

第 3 章
糖尿病を改善する（食事）

第4章　糖尿病を改善する（運動）

第5章

糖尿病を改善する（生活習慣）

第 1 章

その肥満、放っておくと糖尿病に！？

私の価値は
数字なんかで、
はかれない！

でも肥満度は、
はかれるよ

1-1 リスクの高い「わがままボディ」

肥満度のめやすは「ＢＭＩ」

ＢＭＩという言葉を聞いたことがありますか？

健康診断などで見かけたよ、という方も多いでしょう。

健康診断で「肥満度」を判定するＢＭＩ（Body Mass Index）は、体重を身長の2乗で割って求めます。日本肥満学会の判定基準ではＢＭＩが22となるのが標準体重。25未満が標準で、25以上は「肥満」とされています。

ぜひご自分のＢＭＩを計算してみてください。

●計算式

肥満の判定基準表

BMI	判定
18.5未満	低体重
18.5～25未満	標準体重
25～30未満	肥満（1度）
30～35未満	肥満（2度）
35～40未満	肥満（3度）
40以上	肥満（4度）

ＢＭＩ＝体重（kg）÷（身長（m）×身長（m））例：身長１６６センチ、体重66キロの場合　66÷（１・66×１・66）＝23・95
22という数字は、統計的にそのくらいの人が一番病気になりにくい、と言われているからです。
ＢＭＩが25を超えると、糖尿病や高血圧、脂質異常症（高脂血症）など、生活習慣病のリスクが高くなります。

内臓脂肪と皮下脂肪

同じ身長、同じ体重でも、体型は違うこ

とがよくあります。
肥満のタイプも1つではありません。
肥満には2つのタイプがあります。皮下脂肪型肥満と内臓脂肪型肥満です。

●肥満の2タイプ

・皮下脂肪型（洋なし型）……皮膚のすぐ下、腹筋やお尻の筋肉、太ももの筋肉の外側に脂肪が多くたまります。下半身太りの体型になります。
・内臓脂肪型（リンゴ型）……腹筋の内側、腸などの周りに脂肪が多くたまります。おへその周りがぽっこりと出た体型になります。

必ずどちらかのタイプに分類できるわけではなく、人によっては皮下脂肪型と内臓脂肪型の両方を兼ね備えていることもあります。

一般的には、女性は皮下脂肪がつきやすく、男性は内臓脂肪がつきやすいのですが、閉経後は女性も内臓脂肪がたまりやすくなります。

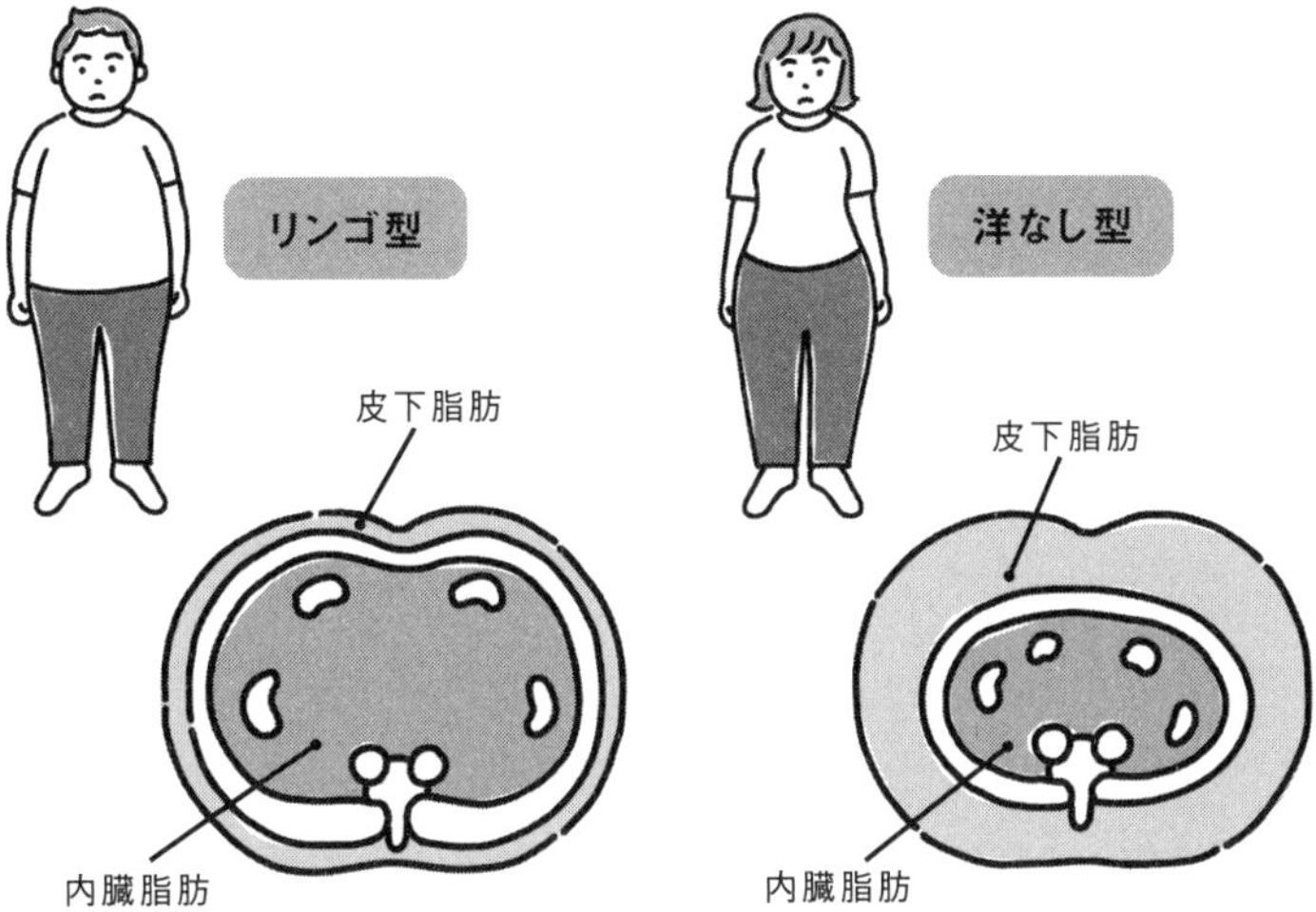

ここで重要なのは、内臓脂肪型肥満は糖尿病を発症しやすくなる、ということです。
内臓脂肪がどれくらいあるか、厳密に検査するには、ＣＴスキャンや、インボディーという機械が必要になるため大掛かりになります。そのため、内臓脂肪型肥満かどうかは、内臓脂肪面積が１００平方㎝という状態を腹囲のサイズに換算した平均値をめやすとしています。

●内臓脂肪型肥満の判断基準
腹囲（おへそ周り）
男性：85センチ以上　女性：90センチ以上

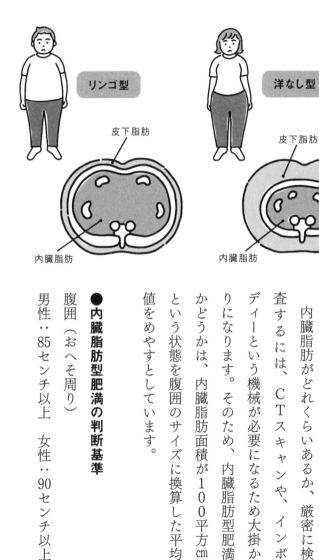

日本人など東アジア人は、内臓脂肪がたまりやすいため、軽度の肥満でも病気のリスクが高くなります。そのため欧米より基準が厳しいのが特徴です。

人間は太るようにできている

太るのは摂取エネルギーが消費エネルギーを上回っているためです。

それにしても、どうして太ってしまうのでしょうか。

長い視点で人類の歴史を考えると理由がわかります。人類は、明らかに飢餓の時代のほうが長かった。だからしっかりエネルギー貯蔵量の多い人のほうが生き残るチャンスが多かったのでしょう。ご先祖様からそんな遺伝子を受け継いだ私たちが太りやすいのは、当然なのかもしれません。

気をつけたいのは、基礎代謝※が減っているのに若い頃と同じような食生活をしている人。本人には暴飲暴食の意識がなく「普通」に食べているつもりですが、食べ過ぎになってしまっているのです。

なかには「運動しているから大丈夫？」という方もいるでしょう。脂肪より筋肉のほうが重い、という話を聞いたことはありませんか。

スポーツをしている人の中には、ＢＭＩは高いけれど、体脂肪率は高くない人もたくさんいます。

でも、お相撲さんのようなガチムチ体型の人は、筋肉量もすごいけれど、多くの方が内臓脂肪もすごいです。やはり、大きな体型にはリスクがあります。

※基礎代謝……「呼吸や消化など、生命維持のために寝ていても消費されるエネルギー」のこと。若い頃は高く、年齢と同時に低下していく。

1-2

肥満が引き起こすさまざまな病気

肥満は生活習慣病の原因に

肥満はさまざまな病気の原因になります。ざっとリストアップしてみましょう。

●肥満でなりやすい病気
糖尿病、高血圧、脂質異常症、痛風、狭心症・心筋梗塞、非アルコール性脂肪性肝疾患（NAFLD）、脳梗塞、月経異常・不妊、腎臓病、睡眠時無呼吸症候群、ひざ・股関節・背骨・手指などの関節の障害など……

肥満でなりやすい病気の多くは、いわゆる「生活習慣病」です。

生活習慣病は、食生活、運動習慣、休養、喫煙など、普段のその人の生活習慣が発症の要因となる病気の総称です。

なかでもその代表格が糖尿病。

つまり肥満が糖尿病に大きく影響しているのです。

ＢＭＩが27になると、糖尿病の危険が通常の人の2倍にものぼります。あなたは大丈夫でしょうか？

●危険な肥満チェックリスト

□ＢＭＩが25以上
□腹囲が男性85センチ以上（女性90センチ以上）
□20歳のときの体重と比べて10キロ以上増えている
□朝食を食べないなど食生活が不規則
□ストレス・睡眠不足がある

男性は20％近くが糖尿病 or 予備軍

厚生労働省は２０２０年12月に「令和元年国民健康・栄養調査」を発表しました（ちなみに令和２、３年は新型コロナウイルスのため調査が行われていません）。

それによると、２０１９年時点の推計で20歳以上の人のうち、糖尿病が強く疑われる人（ＨｂＡ１ｃ値が６・５％以上またはすでに診断され治療を受けている）の割合は、男性19・７％、女性10・８％でした。

男女とも、この人数はこの10年間、ほぼ横ばいです。

男性では５人に１人が糖尿病の疑いがあるということですから、糖尿病はもはや誰にとっても他人事ではありません。

1-3 健康診断の結果をしっかり確認しよう

健康診断の目的は？

職場や自治体で行われる健康診断。受け（させられ）たのはいいけれど、チラッと結果を見ておしまい、となっていませんか。

かつて健康診断は、早期治療を促して病が重症化しないようにしたり、同じ病気にならないようにしたりするために行われるものでした。

それが今ではその一歩手前、生活習慣の改善、健康教育、予防接種などを通して、病にかからないようにすることに重点が置かれています。

つまり健康診断は、病気になる前にその予兆をつかんで予防することがメインの目的になっているのです。

病気になる前の予兆は、健康診断の数値に表れます。健康診断の数値をしっかり把握して予防すれば、病気にならないで済む、ということです。

健康診断でどんな病気を防ぐのか、本書をお読みのあなたなら当然お気づきでしょう。そうです。糖尿病をはじめとする生活習慣病です。

健康診断の数値をしっかり把握して、生活習慣病を予防しましょう。

総合判定の読み方

公益社団法人日本人間ドック学会が公表している判定区分はA～Eの6段階で判定されます。

A……異常なし
B……軽度異常（経過観察）
C……要再検査・生活改善
D……要精密検査・治療

E……治療中
医療機関ごとに独自の区分が設けられていますので、ご自身が受診する健康診断の結果表を確認してください。

検査数値のどこを見る？

健康診断の結果をもらっても、「引っかかった」「セーフだった」の二択でしか見ていない、という方が大多数ではないでしょうか。

数値としては「セーフ」でも、気になる傾向が隠れていることがあります。

実際の健康診断の結果を見ながら、検査数値の見方を解説しましょう。

次ページからの表は本書の編集担当者（男性、40歳代）の3年間の健康診断の結果です。

ポイントとなるところを会話で確認してみましょう。

身体計測検査・血圧

	検査項目		基準値	今回	判定	前回	判定	前々回	判定
	身長			173.5		173.2		173.0	
	体重			72.9		71.3		77.9	
	腹囲	★	男～84.9 女～89.9	83.0		83.0		88.0	
身体計測検査	BMI指数	★	18.5～24.9	24.2	A	23.8	A	26.0	C12
	判定の区分			普通体重		普通体重		肥満1度	
	標準体重			66.2		65.9		65.8	
	体脂肪率								
	最高 （収縮期）	★	～129	112		123	A	119	
血圧	最低 （拡張期）	★	～84	68	A	71		78	A
	心拍数	★	45～85						

玉谷　身体計測では肥満や低体重ではないか、メタボリックシンドロームになっていないかを検査します。まず注目するのはＢＭＩです。ＢＭＩ18・5〜25未満が標準体重とされるのは、統計的に、その体重の人が生活習慣病のリスクが一番少ない体重だからです。
編集　でも、体型には個人差がありますよね。筋肉のほうが重いと言われますから、たとえば、すごく運動していて筋肉が多くて体脂肪が薄いマッチョ体型の人が「肥満」扱いになってしまうこともありますか？
玉谷　あります。それとは逆に、筋肉はなく脂肪がたっぷりついている人が標準体型となっていることもあります。身長と体重から割り出す数字ですから、あまりシビアに考えず、「このくらいを目指してくださいよ」というざっくりとした数字と思っていてください。筋肉量が普通程度の体格ならば、基準値内におさまるようにしましょう。

編集　ざっくりでいいんですね。
玉谷　腹囲もチェックしましょう。男性の場合メタボリックシンドロームの基準が85センチ以上なので、83センチは、まあまあいいでしょう。ＢＭＩと腹囲を見ると、２年前にダイエットをがんばっただろうと推測できます。
編集　そのとおりです！
玉谷　特定健診でのメタボリックシンドロームの判定基準は、腹囲が男性85センチ以上、女性90センチ以上で、次の（1）～（3）が２つ以上あてはまる場合にメタボリックシンドロームとみなされます。
（1）中性脂肪が１５０㎎／dℓ以上、またはＨＤＬコレステロールが40㎎／dℓ未満
（2）収縮期血圧が１３０㎜Hg以上、または拡張期血圧が85㎜Hg以上

（3）空腹時血糖が１１０㎎／dℓ以上

編集　私は通常範囲内におさまっていますが、血圧はどうですか？
玉谷　高血圧を気にされる方が多くいます。高血圧は血圧（動脈内の圧力）が高いという状態です。基本的には診察室の血圧で１４０㎜Hg以上、最低血圧90㎜Hg以上のいずれかが当てはまれば高血圧です。
編集　高血圧だと何がマズいんですか？
玉谷　高血圧だと脳卒中、心筋梗塞などのリスクが高くなります。糖尿病の患者さんの40～60％が高血圧を併発しています。

糖代謝検査で糖尿病かどうかをチェック

玉谷　糖代謝検査では糖尿病に関わる検査をします。見るのは、血糖（BS）、HbA1c（ヘモグロビンエーワンシー）の値です。
編集　血糖ってそもそも何ですか？
玉谷　血糖（BS）は、血液中を流れるブドウ糖の量です。後でくわしく解説しますが、ブドウ糖の代謝に関わるインスリンの働きが弱くなると血糖値が上がり、その状態が続くのが糖尿病です。
編集　なるほど。そしてヘモグロ……？

	検査項目		基準値	今回	判定	前回	判定	前々回	判定
糖代謝検査	尿糖（UG）	★	（－）	（－）	A	（－）	A	（－）	A
	血糖（BS）	★	～99	88（空腹時）		85（空腹時）		91（空腹時）	
	HbA1c	★	～5.5	5.3		5.1		5.3	

玉谷　ＨｂＡ１ｃ（ヘモグロビンエーワンシー）も重要です。赤血球の中にあるヘモグロビンは血液中の酸素を運搬しますが、一部が血液中の糖とくっつきます。糖とくっついたヘモグロビンがどのくらいの割合であるか％で示しています。血液中に糖が多いと糖とくっついたヘモグロビンが多くなります。過去１～２カ月の血糖の量を反映するので短期間の血糖値の変化は影響しません。
　また、食後の血糖値に異常がない人のＨｂＡ１ｃの値は５・５％以下です。６・５％以上は「糖尿病型」（ほぼ糖尿病）、６・０～６・４％は「境界型」（このままだと糖尿病になりかねない予備軍）、５・６～５・９％は正常高値。数値としては正常で

正常型、境界型、糖尿病型の血糖値とHbA1cの関係

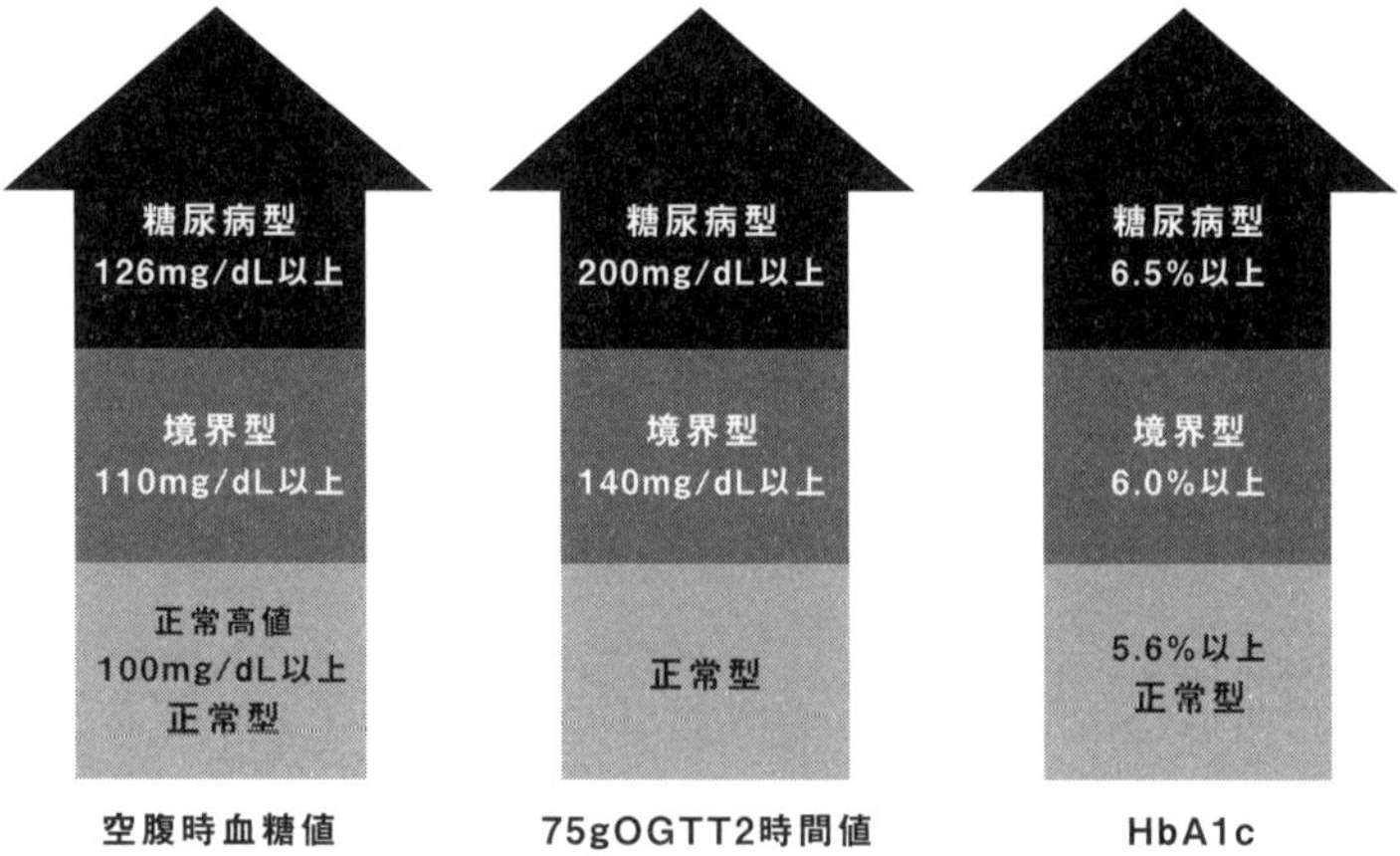

すが、放っておくと、半数以上の人が数年以内に糖尿病予備軍に発展する、いわばイエローカードの状態です。

脂質代謝検査でわかるコレステロール値

玉谷　脂質代謝検査では脂質異常症のおそれがないかを見ます。脂質異常症とは、血液中にコレステロールや中性脂肪などが多くなった状態のことです。最近では中性脂肪が多い状態、またはＨＤＬコレステロール（善玉コレステロール）が低くなった状態が動脈硬化を引き起こすため、この２つを脂質異常症の診断基準にしています。

脂質代謝検査

	検査項目		基準値	今回	判定	前回	判定	前々回	判定
脂質代謝検査	総コレステロール（TC）		140～199	165		158		172	
	HDLコレステロール	★	40～	51		49		41	
	LDLコレステロール	★	60～119	105	A	101	A	118	C12
	中性脂肪（TG）	★	30～149	75		62		154	
	nonHDLコレステロール	★	90～149						

総コレステロール（ＴＣ）は、血液中のコレステロールの量で、総コレステロールとＬＤＬコレステロール（悪玉コレステロール）は診断基準に入っていません。動脈硬化を防ぐにはＨＤＬの値が40㎎／dℓ以上が望ましく、40㎎／dℓ未満では治療が必要とされます。
編集　コレステロールはよく善玉、悪玉っていいますけど、どっちがどっちなんですか？
玉谷　ＨＤＬコレステロールは「善玉」コレステロール。血管にこびりついた余計なコレステロールを回収して肝臓に運ぶ働きがあります。世界の長生き家系の多くは、ＨＤＬが高いという遺伝的背景があります。
ＬＤＬコレステロールは「悪玉」コレステロール。といっても全部が悪なのではありません。肝臓で作られたコレステロールは各臓器に運ばれ細胞膜などの材料になります。ＬＤＬコレステロールは全身にそれらを運ぶという大切な役割を果たしています。残念なことに使われなかったコレステロールはそのまま放置され、血管のつまり、動脈硬化の原因になります。
編集　コレステロールは体に必要だけど、多すぎると動脈硬化を引き起こすんですね。
玉谷　そうです。ちなみに先ほどの表のｎｏｎＨＤＬコレステロールは総コレステロールからＨＤＬを差し引いたものです。興味があれば引き算してみてください。
編集　中性脂肪（ＴＧ）はどうですか？

玉谷　糖尿病の患者さんには中性脂肪が高い人が多いです。前々回の154は正常範囲より高いので、少し気になりますね。
中性脂肪は食事の影響を受けます。普段節制していても、検査の前日、あるいは前々日ぐらいに、油ものを食べたりすると高くなる。逆に普段高い人でも2〜3日節制すれば結構下がります。健康診断は、普段からの積み重ねが大事、2〜3日前から突然がんばっても影響はないと言う人もいますが、実はそれだけで下がる項目もあるんですよ。

肝機能検査で注目したいALT

玉谷　見るべきポイントは肝機能検査のALTです。ここからも、多分、脂肪肝で太った体型だろうとわかります。前々回はALTが高い、肝臓の細胞の中にあるべきALTが、外に漏れている状態なので、上がるんです。

肝機能検査・肝炎検査・膵機能検査・尿酸検査

	検査項目		基準値	今回	判定	前回	判定	前々回	判定
肝機能検査	AST（GOT）	★	～30	20		19		26	
	ALT（GPT）	★	～30	17		18		38	
	γ−GTP	★	～50	20		19		27	
	ALP		106～322	181.0		181.0		177.0	
	ZTT		2.3～12.0						
	TTT		0.5～6.5		A		A		B
	総蛋白（TP）	★	6.5～7.9	7.2		7.2		7.4	
	LDH		120～245						
	総ビリルビン		0.3～1.2	1.0		0.9		0.9	
	アルブミン	★	3.9～						
	A/G比		1.3～2.0						
肝炎検査	HBs抗原	★							
	HCV抗体								
	HBs抗体								
膵機能検査	アミラーゼ（Amy）		39～134						
尿酸検査	尿酸	★	2.1～7.0	6.2	A	5.6	A	6.9	A

編集　この数値で体型までわかるんですね。当時、脂肪肝に注意と言われました。
玉谷　脂肪肝は肝臓の細胞の1つ1つに脂肪が多くたまった状態です。脂肪肝の人のなかには、痩せ型の人もいますが、やはり肥満の人のほうが多いですから。脂肪肝の人はやはり糖尿病になりやすいんですよ。
編集　脂肪肝の疑いありと言われてショックで、めちゃくちゃ運動をがんばったんですよ。
玉谷　それが翌年の数字に出てますね。お酒は、そんなに飲まれないでしょう?
編集　これ見てわかるんですか?
玉谷　アルコールで肝機能がやられているとγ―GTPが高くなります。あまり高くないことから、アルコールは飲まない、食べ物とか運動不足で、体重が多くなっていたのでしょう。その当時は尿酸も高いから、炭水化物で上がっていたというよりは、肉卵系とか、タンパク質とか、脂肪とかで上がっていたという感じです。
編集　食生活の傾向まで健康診断の結果に出るんですね。
玉谷　そうなんです。これらの数字で明らかになるように、食事や運動といった生活習慣は内臓の動きに大きく関わっているんですよ。

過去は変えられないけど、未来は変えられる

●「要経過観察」は失点を取り戻すチャンス

健康診断の結果が要経過観察、つまり「6カ月後の再検査をおすすめします」や「年1回の健診で経過をみてください」だった場合、私を含め多くの人が1週間程度は節

制を試みても、すぐに元の生活に戻ってしまうのではないでしょうか。

人間、明らかに目の前に危険が迫っている状態でなければ、そう長く緊張感を持ったままでいられません。

しかも、糖尿病はただ数値が高いだけでまったく自覚症状がありません。病院で「血糖値が高いから糖尿病に気をつけてください」「糖尿病予備軍ですよ」「糖尿病の境界型ですよ」と言われても、「はっきり糖尿病と言われたわけではないから、まだ大丈夫だろう」と思い込んでしまう気持ちもわかります。

しかし、一番の敵は、この根拠のない自信、いや過信です。

楽観的でおおらかな性格なのはいいことですが、糖尿病にならないためには、危機感を持って生活を変えていく覚悟が必要です。

少しがんばって変えていけば、数値は必ず良くなります。

今ならまだ、引き返すことができるのです。健康を意識した生活に変えていきましょう。

●ここで決断しなければ……

「糖尿病になってもいい、好きなものを飲んで食べて、太く短く生きるんだ」などという方がたまにいらっしゃいます。一見豪快ですが、いつまでもそのままではいられません。

これまでの生活習慣の積み重ねで「予備軍」「境界型」になってしまったのですから、同じ生活習慣を続けていれば、そのまま糖尿病になってしまうでしょう。

脅かすわけではありませんが、糖尿病は自覚症状のないまま、じわじわと体を蝕んでいきます。

5年、10年、その先の未来で、網膜症、腎症、神経障害、脳血管障害（脳梗塞）、冠動脈疾患（心筋梗塞）などの恐ろしい合併症を引き起こします。

糖尿病が原因で週3回も5時間にもおよぶ人工透析をしなければならなかったり、失明や足の切断にまで進行してしまうケースが、現在でもあるのです。

はたしてそんな状態でも「太く短く」などと豪語できるでしょうか。

もし今、変わるという決意をしなければ、そんな未来に一直線に突き進んでしまうことになります。
過去は変えられませんが、未来は変えられます。
ぜひ、変わる勇気を持っていただきたいと思います。

コラム❶

糖尿病の歴史

●最古の記録は古代エジプト

歴史上、最初に糖尿病が登場するのははるか昔、紀元前16～15世紀頃『パピルス・エベリス』という古代エジプトの古文書です。

紀元前7世紀インドでは、医師であるスシュルタが糖尿病をmedhumeha（蜂の尿）と呼んでいたと言われています。

現在に伝わる「糖尿病（Diabetes）」という病名をつけたのはアパメアのデメトリオスで、紀元前3世紀のこと。病名のルーツがこんなに古いなんて驚きです。

古代中国でも1～2世紀の医学書『黄帝内経』では糖尿病を「消渇」とし、喉が渇くなどの症状を記載。

7世紀初頭、隋の時代の『病源候論』や8世紀に唐の王燾が編集した『外台秘要』

にはすでに、消渇の症状の1つとして「尿が甜（あまい）」と記されていたそうです。日本では、藤原道長など多くの平安貴族が消渇（糖尿病）であっただろうと推測されており、江戸時代の香川修徳「一本堂行余医言」にも消渇についてくわしく記載されています。

アジアでは尿が甘いとわかっていましたが、ヨーロッパでは17世紀に英国の医師トーマス・ウィリスが尿中の糖がブドウ糖であると発見します。インドの医学書に「甘い尿」と記されているのを見たことがきっかけだったそうです。

●19世紀以降

1869年ベルリン大学の医学生であったランゲルハンスが、ランゲルハンス島を発見しました。

それから研究が進み1902年には、ロシアのソボリエフが、糖尿病患者ではランゲルハンス島が破壊されていることを発見。

そして1921年、カナダのフレデリック・バンティングとチャールズ・ベストが糖尿病の犬を使った実験でインスリンを発見。これは「トロントの奇跡」と呼ばれています。

翌年の1922年には、14歳のレナード・トンプソン少年に世界で初めてインスリンが投与されます。こんなに早く人間に使われたのは、それまでは、糖尿病（1型）は子どもが痩せて死んでいく恐ろしい死の病だったからでしょう。インスリン治療が開始される前と後では見違えるように健康そうになった子どもの写真を、私も見たことがあります。

日本では1981年、インスリンの自己注射が保険適用になり、1988年にペン型インスリン注入器が発売され患者さんのQOLは著しく向上しました。

現代に近づくにつれ、2型糖尿病の予防に焦点が当てられるようになりました。2000年には日本肥満学会がBMI25以上を肥満と定義、2005年には日本内科学会などがメタボリックシンドロームの診断基準を策定し、翌年「メタボ」が新語・流行語大賞にノミネートされました。

第 **2** 章

糖尿病は万病のもと

万病のもとってことは、つまり、糖尿病さえ防げば……

ほかの病気にかからない、という意味じゃないと思うけど、がんばろう！

2-1 糖尿病ってどんな病気

糖尿病は血糖値が高くなる病気

糖尿病はどんな病気でしょうか。

結論から言うと、血液の中にブドウ糖があふれる病気です。

ではどうして血液の中にブドウ糖があふれてしまうのでしょうか？

それは正常な糖代謝が行われなくなってしまうからです。

糖代謝とは食事で摂った糖が分解されて、活用されること。体のあちこちの筋肉でエネルギーとして使われたり、グリコーゲンとして肝臓や筋肉に貯えられ、また残りは脂肪として貯蔵されたりすることをいいます。

糖代謝は、膵臓から分泌されるホルモンであるインスリンの力を借りて行われます。

インスリンの働きが弱まったり、分泌の量が減ると、正常な糖代謝が行われなくなってしまうため、血液中にブドウ糖があふれてしまうのです。

私たちは血液中にブドウ糖があふれている状態を目で見たり自覚することができません。

血糖値を測り、数値基準を設けることで糖尿病かそうでないかの線引きをしています。

糖尿病は何らかの原因でインスリンが十分に働けなくなるため、糖の代謝がうまく行われず、血液の中にブドウ糖があふれ、それが血糖値の高さとして私たちに認識されている病気です。

ざっくり言うと、ＨｂＡ１ｃの値が６・５％以上は糖尿病の疑い、６・０〜６・４％は糖尿病予備軍、５・６〜５・９％は正常高値と言われています。

正常高値以上は数値としては正常ですが、放っておくと、半数以上の人が数年以内に糖尿病予備軍に発展するという、気の抜けない状態です。

働き者で節約家：インスリン

●インスリンとはホルモンの一種

ランゲルハンス島は、南の海にぽっかり浮かぶ知る人ぞ知るリゾート地……嘘です。ごめんなさい。

ランゲルハンス島とは、膵臓の中にある部位のことです。発見した医師ランゲルハンス先生の名前と、海の中に島が点在するように膵臓の中で浮いているようすから名付けられたそうです。

インスリンは、このランゲルハンス島のβ（ベータ）細胞で分泌されるホルモンの名前です。

糖尿病になるとインスリンを注射する、というイメージから、インスリンを薬だと思っている方もいますが、それは勘違い。インスリンは体内で作られるホルモンの一種です。

私たちが食べものを摂取すると、食べ物が胃から小腸へと移動し、小腸からインクレチンというホルモンが出ます。インクレチンが膵臓に到達し、膵臓の周りで血糖値が上昇すると、β細胞がそれを検知、インスリンを分泌します。

●インスリンの働き

インスリンは、血液中を流れている糖を、筋肉、脂肪、肝臓といった各部の細胞へ運び入れるよう指示を出します。それぞれの細胞にはインスリンの受容体、インスリンレセプターというタンパク質があって、インスリンがそこにつき、いろんな情報伝達が行われます。インスリンの働きによってブドウ糖を受けとった細胞は、ブドウ糖を取り込み、エネルギーとして活用します。

このインスリンの働きにより、通常は血液中にブドウ糖があふれることなく、血糖値が正常に保たれています。

インスリンはさらに、エネルギーとして消費されなかったブドウ糖をそのままにしておけないという倹約家の一面もあります。

インスリンはブドウ糖をグリコーゲンとして肝臓に貯蔵、それでもあまってしまったブドウ糖は、いざというときにエネルギーとして使えるように脂肪細胞にして貯蔵する、という大切な仕事もこなします。これらの一連を「糖代謝」と呼びます。

糖尿病はインスリンによる糖代謝がうまく行われず、血液の中にブドウ糖としてあふれてしまう（＝血糖値が高くなる）病気です。

そもそも血糖値って？

●血糖値は糖の濃度

血糖値とは、体じゅうを流れる血液の中の「糖」の濃度です。

ブドウ糖、果糖とか、糖にもさまざまな種類があるのですが、血液中に含まれる糖は基本的にはブドウ糖です。

健康な人間の血液の中のブドウ糖の濃度は、空腹時で大体１００mg／mℓまでです。それが１２６mg／mℓを超えてきたら糖尿病ということです。

●ブドウ糖とは

グルコースは、果物や穀類などに多く含まれ、自然界にもっとも多く存在する単糖類。ぶどうから発見されたため日本語ではブドウ糖と呼ばれます。

私たちの体はブドウ糖と酸素を反応させてエネルギーとして使っているため、欠かせない栄養素です。

●血糖値は上がったり下がったりする

血液中には糖が必ずあります。たとえば、リンゴジュース、ミカンジュースといったジュースの中にも糖が含まれていますよね。

糖尿病ではない人でも、糖が入ったものを摂取すると、血液中の糖の濃度が上がります。

ご飯を食べる、パンを食べる、ジュースを飲む、ラーメンを食べる……何を食べても食べたものは食道を通って、まず胃に行きますよね。

胃である程度消化されたら、小腸に行きます。

糖は小腸で吸収されて、肝臓を通り、体中を巡るわけです。

小腸で吸収されたら、血の中の糖の濃度が上がる、だから、食べた直後、血糖値は上がります。

でも健康な人の場合、すぐに、膵臓からインスリンというホルモンが出て、筋肉・肝臓・脂肪組織の細胞に糖が入っていくので、血液の糖の濃度は下がっていきます。

糖尿病の人はここで十分に下がらないのです。

血糖値が高いのがなぜ問題なの？

●血管がダメージを受け合併症の危機

インスリンによる糖代謝がうまく行われず、血液の中にブドウ糖があふれてしまう（＝血糖値が高くなる）病気が糖尿病です。

なぜ血糖値が高いとよくないのでしょうか。

その理由は、血糖値が高いまま放っておくと、体じゅうの血管の細胞に傷がついてしまうからです。傷つくだけでなく、ダメージが蓄積された結果、深刻な合併症を引き起こします。

●細い血管がダメージを受けると

細い血管は体じゅうにあるのですが、症状として出やすいのは眼と神経と腎臓です。

眼に出る場合、糖尿病の合併症として網膜症があります。眼の奥の細胞がダメになって、最悪の場合には失明する合併症です。

神経につながっている細い血管がダメージを受けると、神経そのものに十分な栄養がいかず、また神経細胞内のタンパク質が糖化されることなどにより、神経の働きが落ちて、足が痺れたり、痛くなったりしてしまう。また、傷ができても気づきにくくなり、そのままにした結果、足が壊死して、切断することになる場合もあります。

腎臓の場合は、腎臓の働き（血液から不要なものを漉して尿として出す）が落ちるため、ひどくなると透析になります。

●太めの血管がダメージを受けると

太めの血管がダメージを受けた場合には、動脈硬化になります。

動脈硬化とは、血管の細胞のうち一番内側の内皮細胞が阻害されて、血管が固くなり、なおかつ内側にプラークという、油と細胞のかたまりのようなものができて、詰まりやすくなる状態。

その動脈硬化が起こりやすいのが心臓や脳です。だから、糖尿病の合併症で心筋梗塞が起こったり、脳梗塞が起こったりするのです。

食べた後、眠くなるのは？

「昼食後にすごく眠くなるんですが」と食後高血糖を気にしてクリニックに来られる患者さんがいます。食後の眠気とだるさがある人のすべてが、必ず血糖値が病的に高くなっている、というわけではありません。

食後の眠気の原因は、消化のために胃に血流が集中することと、血糖値の低下です。

特に糖質の多いものを食べた後など、一時的に血糖値が乱高下し、眠気やだるさを感じることは、血糖値に異常がない人でもあるものです。

ただ、異常な眠気を感じるときは血糖値スパイクを起こしている可能性があります。

●血糖値スパイク（食後高血糖）

血糖値の上下が急激な状態を「血糖値スパイク」と呼んでいます（スパイク＝トゲ）。

グラフにするとまるでトゲのように見える状態です。

血糖値変動グラフ

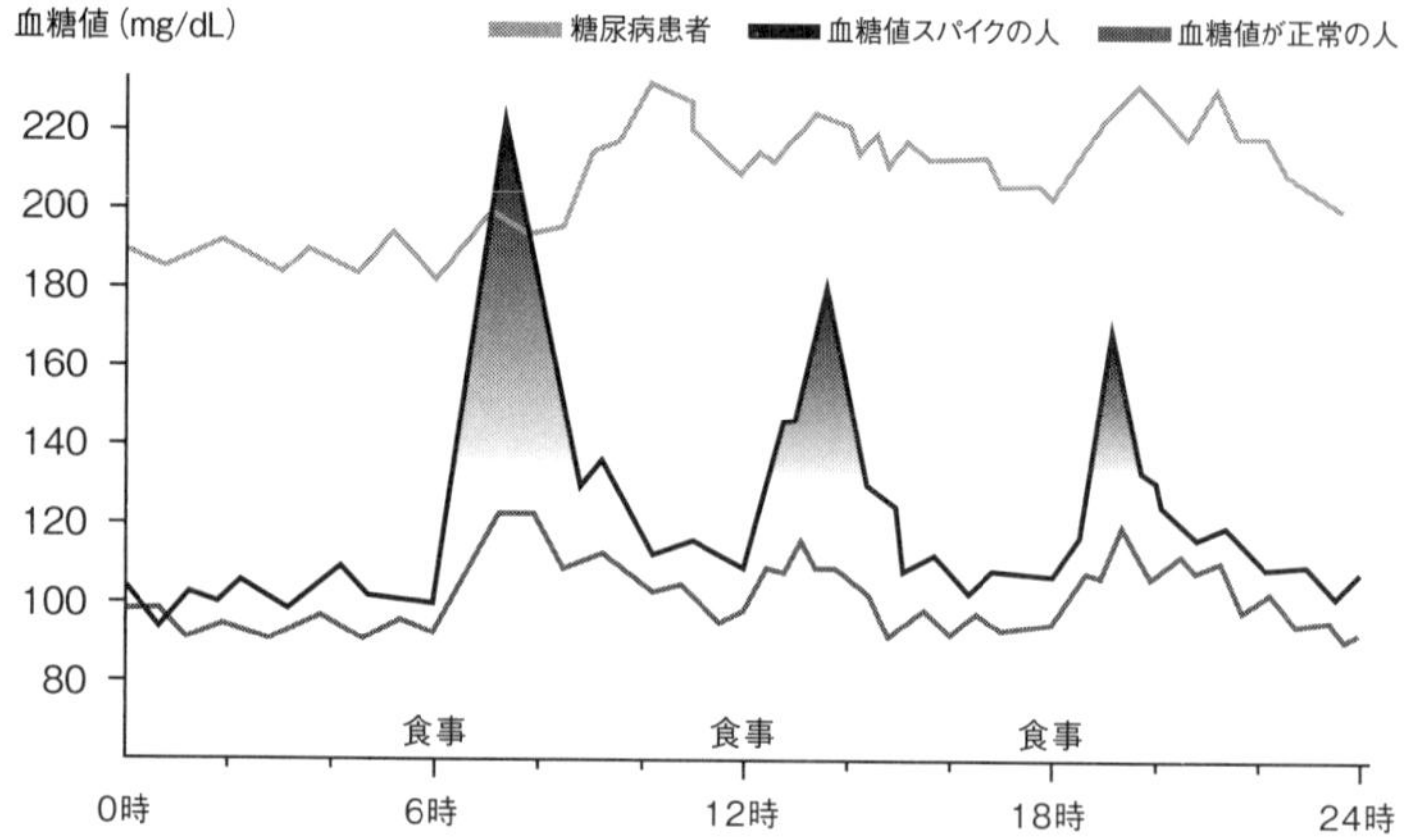

食事の後1～2時間の急激な高血糖が特徴です。食後2時間で血糖値が140㎎／dℓを超えると判断されます。
食後数時間が経った状態で血糖値を測ると正常値、また血糖値の平均を表すHbA1cの値にも問題がないので健康診断などでは、「異常なし」とされて見つかりにくいのが特徴です。そのままでいると、気づかないうちに血管がダメージを受けてしまいます。
気になる場合は医療機関を受診し、普段の生活では食べる順番を野菜から先にする、よくかんでゆっくり食べるといった、本書で紹介している工夫をしていきましょう。

2-2 糖尿病はこんなふうにはじまる

糖尿病はゆっくりゆっくり悪くなる

●どこも悪くないのにどうして病気なの?

「どこも悪くない、悪い自覚がないのにどうして病気なの」と質問されることがあります。そうですね。そんな質問が出てくるのもわかります。

糖尿病は初期には自覚症状がありません。どこが痛いとか、具合が悪くなることもありません。

風邪を引きそうなときには、「鼻水が出る」「何だかのどが痛い」といった症状が出るので、すぐに気づいて手を打つことができますね。

ところが糖尿病は自覚症状のないまま進行します。糖尿病になりそうな状態でも、まったくわからない。
予備軍レベルの人は、このくらいの数値なら大丈夫だろう、とそのまま生活習慣を変えずに暮らしていると、数年で糖尿病になってしまいます。
風邪のような病気であれば、本人には当然わかります。でも、糖尿病は風邪などとは違い初期にはまったく自覚症状がないので、糖尿病になったことに本人も気づきません。医者は体格を見て「この人はたぶんそうだろう」と思うことはありますが、医者でさえ検査数値を見ないと糖尿病だと断定することはできません。

もしも、まったく検査に行かず治療もせずに糖尿病を放っておいたら、ある日突然、網膜症で失明！　あるいは足を切断！　なんてことになるかもしれない……。そう考えると、恐いですね。

さすがにそこまで深刻になっていれば、視界がぼやけるとか、足先が妙に痺れるとか、ある程度の前兆はあるでしょう。にもかかわらず「それほど深刻ではないだろう」と思っていると、取り返しのつかないことになりかねません。

健康診断で、血糖値が高ければ、気をつけないといけないということですね。

自分がどう感じているかではなく、数字で判断してください。


また、多くの方は急に糖尿病になるわけではなく、ゆっくり、何年もかけて血糖値が上昇し、少しずつ糖尿病になります。

最初のうちは正常範囲だった血糖値が少し高くなる。そのうち危険信号が点灯して「境界型」や「予備軍」となったとしても、運動や生活習慣を改めることでまだ引き返せるのです。

●境界型と予備軍の違い

境界型は診断に使われる医療用語ですが、予備軍は一般のみなさんにわかりやすく説明するための言葉です。

ほぼ同じような意味、どちらも糖尿病になりやすい状態というか、糖尿病の一歩手前の危険な状態で、そのまま行けば糖尿病になる、今ならまだ引き返せるギリギリの状態、と認識していただければ間違いありません。

どこからが糖尿病？　糖尿病の診断基準

●糖尿病診断の基本的な考え方

糖尿病かそうでないかは診断基準に当てはめて、一定の数値以上ならば糖尿病か糖尿病予備軍、数値以下なら正常と判断します。

数値が正常であればどれだけ不健康な体型でも糖尿病ではない、ということです。明確に数字で判断します。

●正常型・境界型・糖尿病型

血糖値の高さで、正常型、境界型、糖尿病型と3段階に分類されます（32ページ図参照)。

糖尿病型が2回確認できる、など一定の条件を満たしてはじめて、糖尿病と診断されます。

糖尿病と診断されるまでの流れ

●4つの血液検査

糖尿病を診断するための基準となるのは血液検査の4つの数値です。単体の検査結果で判断することは基本的にはありません（再検査となります）。

また、糖尿病の典型症状が認められる場合は血糖値だけで糖尿病と判断されます。

●4つの数値

①HbA1c（ヘモグロビンエーワンシー）：過去1～2カ月の血糖の量を反映します。短期間の血糖値の変化は影響しません。

②**空腹時血糖値**：10時間以上何も食べていない状態で血糖値を測ります。
③**75グラム経口ブドウ糖負荷試験（75gOGTT）**：一定量のブドウ糖を溶かしたものを飲んで、その後2時間の血糖値の変化を観察します。
④**随時血糖値**：普段の血糖値を測るものです

それでは、この4つがそれぞれどんな数値を出したら糖尿病と診断されるのでしょうか？

初回で糖尿病が診断されるケース、再検査となるケース、再検査で糖尿病と診断されるケースの3つを見てみましょう（63ページ）。

各項目はいずれか1つでも当てはまれば、糖尿病と診断されるか再検査となります。

たとえば、HbA1cが6・5％以上、かつ空腹時血糖値が126mg／dℓ以上だと初回で糖尿病と診断され、HbA1cが6・5％以上だけだと再検査、再検査でもHbA1cが6・5％以上だと糖尿病と診断されます。

初回で糖尿病が診断されるケース	
HbA1c	6.5%以上
空腹時血糖値	126mg／dL以上
75グラム経口ブドウ糖負荷試験（75gOGTT）	200mg／dL以上
随時血糖値	200mg／dL以上

再検査となるケース	
HbA1c	6.5%以上
空腹時血糖値	126mg／dL以上
75グラム経口ブドウ糖負荷試験（75gOGTT）	200mg／dL以上
随時血糖値	200mg／dL以上

再検査で糖尿病と診断されるケース	
HbA1c	6.5%以上
空腹時血糖値	126mg／dL以上
75グラム経口ブドウ糖負荷試験（75gOGTT）	200mg／dL以上
随時血糖値	200mg／dL以上

※初回検査がHbA1cが6.5%以上で、再検査でもHbA1cが6.5%以上のほかはあてはまらない場合は「糖尿病の疑い」となります

のどが乾く・トイレが近い……は糖尿病のサイン？

●糖尿病の症状

糖尿病はゆっくり忍び寄ってきます。しかし、症状が何もないかというと、そうではありません。血糖値が高い状態が続くと、体は次のようなサインを出します。
・のどが乾く：脳の中には、のどの渇きを感知する部位があります。どうやってのどが乾いたかを判断しているかというと、血液の血糖、塩分濃度などの浸透圧を利用しています。
塩分の多いもの、甘いもの、味の濃いものを食べるとお茶や水が欲しくなる、のどが乾くのはそのためです。

血液の中の糖分が増えていると、大量に甘いものを食べたのと同じ状態だと脳が判断してしまい、飲んでも飲んでも異常にのどが渇きます。

・**頻尿**：のどが渇くと同時に頻尿になります。腎臓で血液から漉された尿は、糖を始め、水分などが尿細管から再吸収されて血液に戻ります。けれど、糖が多いと尿細管で水が再吸収されないため、おしっこの量が通常より増えて、頻尿になります。
日中8回以上おしっこに行く場合は、糖尿病を疑いましょう。
・**だるい、疲れやすい**：インスリンが糖代謝を十分に行えないため、食事をしても細胞が糖を取り込めず、エネルギーを生み出すことができません。
そのため体がだるい、疲れやすいといった症状が出てきます。

ただ、これらの症状は痛みなどがあるわけではありません。そのため、不調というほどではないと見過ごされ、放置されがちです。

●尿が甘いというのは本当か

糖尿病になると尿から甘い匂いがするとか、実際に尿が甘くなるという話は聞いたことがあると思います。糖尿病という病名の語源にもなっています。

実際甘いのかと聞かれれば、血管の中の糖分がそのままおしっこに流れてしまうのですから、甘いです。

ただし、糖尿病で尿に糖が漏れ出すのは、血糖値がおよそ170㎎／dℓ以上になってから。食後でも基準値140㎎／dℓを大きく超えないと、尿に糖は出ません。

これらは糖尿病の「初期症状」と思われていますが、これらの症状が出たときには、血糖値がかなり高くなっており、体の中では着実に糖尿病が進んでいます。

2-3 糖尿病の原因と種類

どうして糖尿病になるの？

くわしい診断基準はすでに説明しましたが、健康な人間の血液の中のブドウ糖の濃度は、空腹時でだいたい１００mg／mℓまでです。それが１２６mg／mℓを超えてきたら糖尿病とみなされます。

血糖値が上がってしまうのは、インスリンの働きが弱まり、十分に糖代謝ができなくなってしまうからです。

では、なぜ糖代謝ができなくなってしまうのでしょうか。その原因には2タイプがあります。

●インスリンが働かなくなる（インスリン抵抗性）

肥満になると内臓に蓄積した脂肪細胞から悪玉物質が出てきます。これがインスリンの効きを邪魔するため、インスリンがうまく働けないという状態です。

①内臓脂肪から悪玉物質が出る→②悪玉物質がインスリンの働きを阻害する→③インスリンが働かなくなり、血糖値が高くなる

●インスリンの量が減る（インスリン分泌不全）

血液中の糖の濃度を下げようとして、膵臓ががんばってインスリンをたくさん作るのですが、インスリンの効きが悪くなるからそれを補うためにたくさん作る……そのくり返しで、その結果、インスリンを作る膵臓が弱ってきて、インスリンを作れなくなってしまう、という状態です。

①血液中に糖が多い→②インスリンがたくさん必要→③膵臓がたくさん出す→①②③をくり返す→膵臓が弱る→インスリンが出せなくなる。

インスリン分泌不全とインスリン抵抗性は別々に起こるのではなく、相互作用でさらに強くなり、悪循環のスパイラルを作り出します。

日本人は遺伝的にインスリン分泌能力が低いため、インスリン分泌不全に陥りやすいと言われています。

インスリン分泌不全になると、余った糖を脂肪として蓄積できなくなります。糖尿病の末期などになると太っていた人が痩せてくる理由はここにあります。

糖尿病の種類

●1型糖尿病

生活習慣・肥満などにかかわらず発症する糖尿病です。

インスリンを分泌する膵臓のβ細胞が何らかの原因でインスリンを出せなくなることが原因で引き起こされる病気です。お子さんの発症も少なくありません。

治療は注射でインスリンを補うのが第一です。

●2型糖尿病

糖尿病の90%以上を占めるのが2型糖尿病です。本書でここまで解説してきたのは2型糖尿病についてです。

多くは中年以降、インスリンの働きが悪くなったり、分泌量が少なくなることで発症します。

治療はまず食事や運動などの生活習慣の改善から。それでも効果がなければ薬物治療を併用します。

●妊娠糖尿病

妊娠してはじめて高血糖の状態になって、糖尿病の診断を受けた場合「妊娠糖尿病」といいます（もともと1型か2型糖尿病があった場合には「糖尿病合併妊娠」といって区別します）。一時的な高血糖状態で、出産後に血糖値が戻りやすいのが特徴です。

妊娠糖尿病は妊婦さんのおよそ7～9％がかかる、めずらしい病気ではありませんが、流産や胎児の心臓肥大などのリスクがあるため注意が必要です。

治療は、血糖値を正常範囲内にするため、食事と運動に気を使ってもらい（無理は禁物です）、必要に応じてインスリン注射をします。

●その他の糖尿病

糖尿病が強く疑われる者の割合（20歳以上）

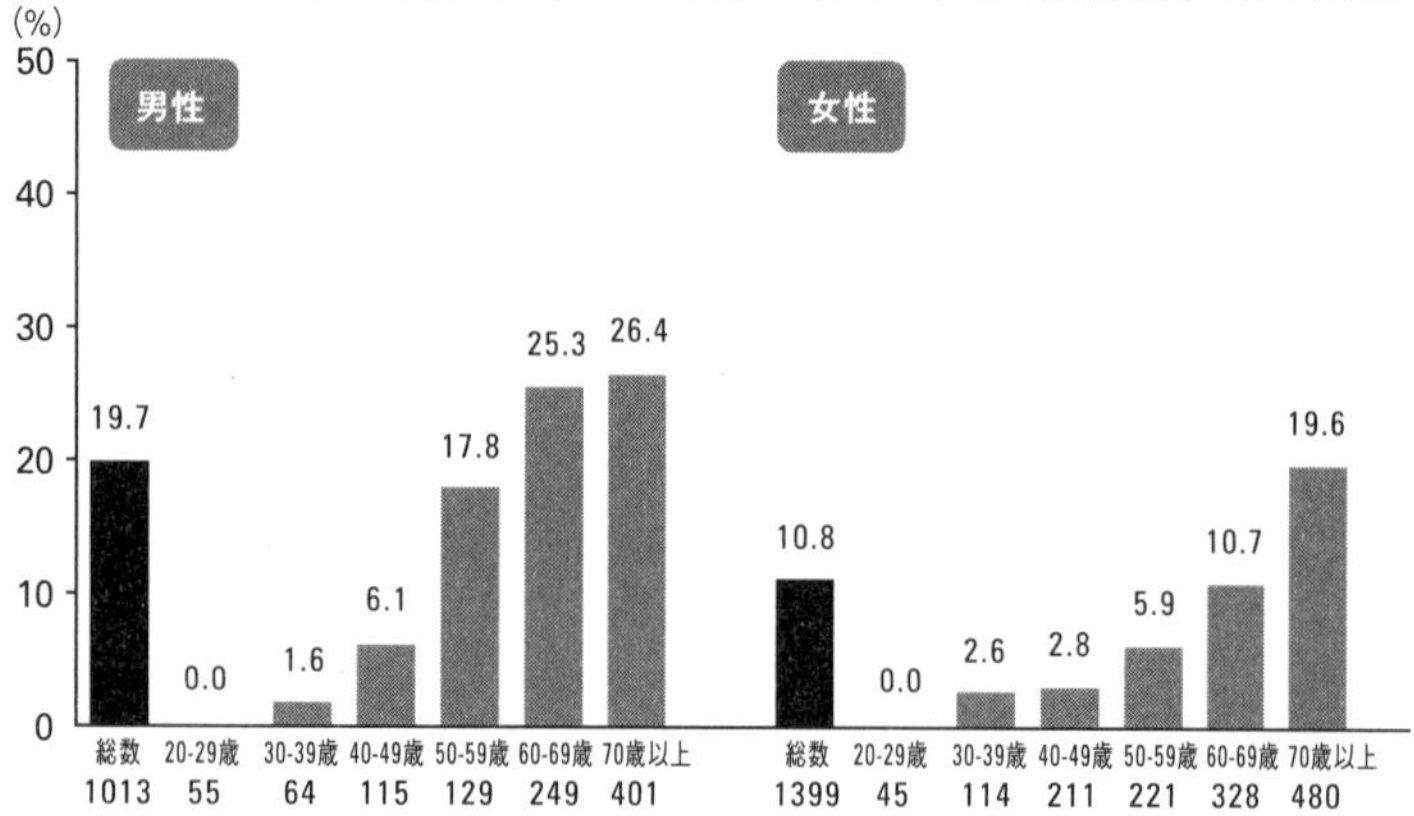

2019年「国民健康・栄養調査」（厚生労働省、2020年）をもとに作成

ほかの病気や薬の副作用で発症する二次性糖尿病もあります。もとの病気の治療や、原因になっている薬剤を中止することで改善します。

糖尿病はだらしない？　ぜいたく病？

●中年男性がなりやすいわけではない

糖尿病は、いわゆるビール腹の中年男性のイメージがある、という人がいます。統計的にはたしかに男性のほうが多くなっています。

ただし男女とも年齢が上がるにつれて増

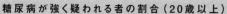

加しています。

女性は70歳以上でその割合が増えています。女性だから糖尿病になりにくい、ということはありません。

●年齢を重ねるほど増える

糖尿病患者の割合は年齢を重ねるほど増えていきます。これは加齢によって膵臓がインスリンを作り出す力が弱まったり、インスリンの効きが悪くなってしまうからです。

●夜型の生活パターンに要注意

夜勤があるなどで、食生活のリズムがバラバラな人は糖尿病になりやすいし、治りにくい傾向があります。実際、ハーバード公衆衛生大学院の調べによると、「糖尿病の発症リスクは夜間ローテーション勤務期間に比例して上昇し、ローテーション勤務が3～9年の女性では20％、10～19年の女性では40％、20年以上の女性では58％、それぞれリスクが上昇していた」とあります。自律神経のバランスを崩しやすく、ストレスも多くなりやすいのでしょう。

深夜まで仕事で家に帰ったら食事してすぐ寝る、夜勤や交代勤務が続いて食事と睡眠のリズムが不規則な人は、より気をつけるようにしてください。

●糖尿病はぜいたく病ではない

昔は「糖尿病はぜいたく病」と言われました。いいものばかり食べているからなるのだと言われたものです。

ヨーロッパでは貴族の病気であったり、日本でも裕福な人がなる病気でしたが、今はむしろおそらく食生活にお金をかけない人のほうが糖尿病になりやすい、ぜいたく病とは真逆の病気です。

ファストフードやコンビニなど、すぐ食べられる安い食事は、高カロリーかつ炭水化物（＝糖質）が多いものばかりです。スナック菓子や菓子パン、ハンバーガー、安いお弁当などは、たまに食べるぶんにはいいですが、毎日のように食べるのは、体にいいとは言えません。

食事にお得さばかりを求めすぎていると、糖尿病のリスクが高まります。長い目で見ると、それは決してお得ではありません。

糖尿病は遺伝する？

●糖尿病は遺伝が関係する

糖尿病が遺伝するかどうか、誰もが気になるところですね。

遺伝的な関与は強いと言われています。1型糖尿病が遺伝するのかと思われがちですが、研究が進んで、2型のほうが遺伝が関係することがわかっています。

家族で同じ食習慣や生活だから、ということではなく、遺伝子のレベルで関係しているのですが、まだ研究段階です。

●家族歴がある人は

両親や祖父母、兄弟姉妹などいわゆる家族がどんな病気をしてきたかを「家族歴」といいます。ある病気に家族がかかったことがあれば、「家族歴がある」という言い方をします。

この家族歴には配偶者（夫や妻）は含めません。

糖尿病は遺伝傾向があるので、家族歴があればそうでない人よりもリスクは高まります。

でも、家族歴があるからといって、必ず糖尿病になるわけではありません。糖尿病にかかりやすい体質である、というだけです。

食事や運動、生活習慣などに気をつける、というのは家族歴のない人と同じです。

2-4 恐い合併症

合併症は突然やってくる？

●ダメージを積み立てないで

糖尿病の合併症、特に脳卒中や心筋梗塞は「突然」やってくるから恐い、という印象があるかもしれません。

しかし、この「突然」は当事者の意識のうえでは突然である、というだけのことで、血糖値から見れば、何年も何年も積み重ねたあげくの果て、です。

定期預金のようにコツコツとダメージを積み立てていて、ある日、満期がやってきて大きな利息と一緒にもたらされる、というイメージで考えていただくといいかもしれません。

お金ならうれしいですが、糖尿病によるダメージがまとめてくるのはイヤですよね。ダメージを積み立てないよう、日頃から、食事や運動に気を配りましょう。

52ページで高血糖状態が続き、血管がダメージを受け続けていると合併症の危険があるとお伝えしました。

ここではさらに糖尿病の合併症・併発症についてくわしく解説します。

細かい血管のダメージからくる糖尿病の「3大合併症」

人間の体には編み目のように細い血管が張りめぐらされています。特に血管が集中している部位に症状が出やすくなります。

すぐに生命を脅かすわけではありませんが、もし発症した場合には日常生活に大きな支障が出てしまうため、しっかりと予防していくことが大切です。

●糖尿病網膜症

糖尿病患者の1／3が糖尿病網膜症であるというデータもあるくらい、発症しやすい合併症です。

成人の失明原因として、緑内障に続いて第2位、50〜60歳代では第1位となっています。目の奥の網膜の血管がダメージを受けて血液がにじみ出し、放置していると、最終的には網膜剥離、失明というルートをたどります。

初期段階の単純網膜症であれば、血糖値を適切に下げることで自然に回避できますが、進行すると手術しても回復しないことがあります。

●糖尿病腎症

糖尿病患者の4割が糖尿病腎症になっていると言われています。これは人工透析になってしまう原因の第1位です。

腎臓は細かい血管の集まり「糸球体」という組織でできています。

これが「ふるい」になって血液から不要なものを取り除き、尿とともに排出するのですが、この機能が落ちるため、排出すべきものが排出できないという状態になります。

放置していると腎不全、尿毒症となり、最終的には人工透析になります。

●糖尿病神経障害

3大合併症の中でも比較的初期に起こりやすく、よく見られるのが神経障害です。

血流の障害によるものと、末梢神経そのものが高血糖で変性してしまうという2つの理由から発症します。

ピリピリと手や足が痺れたり、痛くなったりしてしまうのが初期症状ですが、自覚症状があることのほうが少ないです。

重症化してしまうと神経が働きを失い、ケガをしても気づかなかったりします。

特に足には注意が必要で、ケガが化膿して壊疽《えそ》（組織が腐ること）を起こし、切断するほかないところまで進むこともあります。
・知覚神経障害……手足のしびれなど

・運動障害……筋萎縮、顔面麻痺など
・自律神経障害……立ちくらみ、発汗、突発性難聴、不整脈など

大きな血管のダメージからくる深刻な「大血管合併症」

太めの血管に高血糖によるダメージが及んだ場合には、動脈硬化が進行します。

動脈硬化は血管の内側にある内皮細胞が障害され、さらにプラークという、油と細胞のかたまりができて、血流が詰まりやすくなる状態です。

●脳血管障害（脳梗塞）
脳に栄養を送る太い血管に狭窄《きょうさく》（せばまること）や閉塞《へいそく》（ふさがれること）が起こる症状です。

血流が阻害されるので脳に必要な酸素や栄養が行き渡らないため、生命に関わる状態になります。

・脳梗塞……脳の血管が詰まること
・脳出血……脳の血管が破れて出血すること
糖尿病では脳梗塞のほうが脳出血よりも多い傾向にあります。

脳血管障害は、日本人の死因の第4位、死亡数も年間6万人を超える病気です。たとえ、命は助かっても寝たきりになる確率は少なくありません。

●冠動脈疾患（狭心症・心筋梗塞）

冠動脈疾患は別名・虚血性心疾患とも呼ばれています。

血管が損傷されたところにコレステロールが固まり、長い年月を掛けてプラーク（油と細胞のかたまりでできた隆起物）を形成します。

このプラークそのものやプラークがもとになった血栓によって血流が妨げられて、筋肉のかたまりである心臓に血液が行き渡らなくなり、トラブルが発生します。
・狭心症……心臓が酸欠状態になって、胸痛を引き起こす
・心筋梗塞……心臓に酸素がまったく届かなくなり細胞が死んでしまう。突然死の危

険性もある
心臓病は日本人の死因の第2位で、決してまれな病気ではありません。

●**末梢動脈疾患（PAD）**

手足の動脈で起こる血流障害で、多くが足で進行します。

直接には生死に関わらない病気ですが、歩けなくなったり、足の切断をせざるをえないこともあります。

また、動脈硬化が体のあちこちで広がっているサインでもあります。

糖尿病になるとかかりやすい、深刻な「併発症」

糖尿病になったことが原因でかかってしまう病気を合併症、糖尿病の人がかかりやすい病気を併発症といいます。

併発症は必ずしも糖尿病が原因とは限りませんが、糖尿病になった人がかかる率が高い病気で、がん、認知症、歯周病が知られています。

●がん

糖尿病になるとがんになりやすいということがわかっています。インスリンが関わっている、高血糖状態が影響するなどの説がありますが、そのメカニズムは解明されていません。

●認知症

糖尿病患者は認知症になりやすいと言われています。

認知症にはいくつも種類がありますが、発症にインスリンと関わりのある「アルツハイマー型認知症」と、血流が滞ることで起きる「脳血管性認知症」は、糖尿病が関連しています。

●歯周病

糖尿病と歯周病は一見あまり関わりがないようですが、糖尿病の人は歯周病になりやすく、歯周病は糖尿病を悪化させやすい、という深い関係があります。

歯の治療や歯磨きの徹底により血糖値のコントロールがよくなったという研究結果があります。

糖尿病には食生活が大きく関わってくるため、歯を大切にする習慣は心理的にも大きな影響があるでしょう。

糖尿病になると感染症が重症化しやすい

糖尿病があると新型コロナウイルスにかかりやすい、かかると重症化しやすい、と聞いたことはありませんか。

なぜかかりやすいのかというと、糖尿病で高血糖状態が続くと、好中球やリンパ球（白血球の一種）の働きが衰えてしまい、免疫力が十分に発揮されないからです。

また、重症化しやすいのは、免疫力が下がっているので、肺炎を発症したりと重症化しやすいからです。これはもちろん新型コロナウイルスだけに限ったことではありません。糖尿病患者がほかの感染症にかかってしまうと、重症化しやすいというリスクがあります。

いずれにしても、手洗いや消毒などで感染症をしっかり予防することに加えて、適切な食事と適度な運動など、基本的な生活習慣を整えることが、一番の対抗策です。

糖尿病の末期になると逆に痩せてくるってホント?

糖尿病の末期になると逆に痩せてくる、という話を聞いたことがあるでしょうか。

食べ過ぎて太ってくると糖尿病になりやすい、というお話はしましたよね。

太ってきている段階では、膵臓からたくさんインスリンが出ていて、分泌されたインスリンが、血液の中にある血糖を、脂肪細胞、筋肉細胞、肝細胞などにちゃんと入れ込むことができています。そして細胞の中に入り込んだ糖をエネルギーとして使ったり、糖から脂肪に変換したりなどしているのです。

ですから、インスリンがどんどん出ている間は太る、というか太れるのです。

でも、そのうちインスリン抵抗性が高い期間が長く続くと膵臓がバテてきて、インスリンを出せなくなってきます。疲れ切ってしまうんですね。

すると、血液中に糖があふれ、でも体が痩せていくというのが多くのパターンです。

膵臓がいつまでも元気で、インスリンをたくさん作ったり、よく出すような食べ物などがあればいいなと思いますよね。

膵臓からインスリンを出させるときに、インクレチンというホルモンがそれを助ける働きをするのですが、そのインクレチンの濃度を上げるのに、魚がいいとか、ある種の野菜がいいとか、ある種の善玉菌がいいとか、そういう説はあります。次章でくわしくお話ししますが、予防にはそうした食事を意識することをおすすめします。

糖尿病は治らない病気？

糖尿病は治らない病気だと勘違いしている方も多いですが、初期、中期でインスリンを分泌する働きがそれほど落ちていない場合は、食事と運動で治ることが多くあります。

本気で取り組むことで、へたっていた膵臓が元気を取り戻し、インスリンを出す能力も戻ってくることがあるのです。

「先生、手術で一発で治らないの？」とたまに聞かれます。外科的手術でスパッと悪いところを切り落とせたら、というイメージでしょうね。

さまざまな研究が進んではいるものの、糖尿病に関してそういった「手術で一発」の手法が生まれることを期待するのはやめたほうがいいでしょう。

糖尿病になってきちんと対応しようとすれば、食事制限、運動、通院や検査といった不便はあります。

合併症が出ていれば、たしかに透析などは、多くは週に3回、1回に5時間もかかります。

でも、合併症が出ていなければ、健康な人とそれほど変わらない生活を送ることができます。

通院ではたしかにお待たせしてしまうかもしれませんが……合併症にならなかったら、健康な人とほぼ同じ時間の使い方、人生の楽しみ方はできると思います。

逆にいえば、合併症にならないようにするのが、糖尿病の治療の第一目的です。

とはいえ、治ったら完全に「元の生活」に戻れるとは考えないでください。

糖尿病を発症してしまうような、以前と同じ生活習慣に戻ってしまえば、いずれ糖尿病が再発してしまいます。

だからこそ、できるだけ早く、本格的な糖尿病でない予備軍のうちから、対策をしていくことが重要です。

糖尿病を防ぐには肥満を解消すること

糖尿病の主な原因は、食生活と運動不足によって引き起こされる肥満です。ですから「食事」と「運動」を改善し、肥満を解消することで大きな効果が期待できます。

食事療法では摂取する糖質を控え、食後の血糖値上昇をゆるやかにすることを目標にしています。具体的な方法は第3章で解説します。

運動療法ではエネルギーを消費することと、エネルギーを消費しやすい体を作ることの2つを目標にしています。こちらは第4章で解説します。

さらに睡眠やストレスなど日常生活のさまざまな面については第5章で。医療機関については最後のコラムで解説します。

予備軍、隠れ糖尿病、要注意の今ならまだ引き返せます。糖尿病でない人生を歩むために、一緒にがんばっていきましょう！

コラム❷

実はあの人も糖尿病だった
～糖尿病の偉人・有名人たち～

●日本で最も古い糖尿病患者は？

歴史上の偉人や有名人、おなじみの芸能人まで、多くの人が糖尿病に悩んできました。

客観的な記録が残っている、日本で一番古い糖尿病患者は藤原道長です。「この世をばわが世とぞ思ふ望月の欠けたることもなしと思へば」で知られる平安貴族ですね。宮廷ではきっと豪華な宴会と権力闘争のストレスが続いていたのでしょう。「第15回国際糖尿病記念会議」の記念切手（１９９４年）には、インスリンの結晶と藤原道長がデザインされています。

鎌倉幕府を開いた源頼朝、戦国武将では金平糖が大好きだったという織田信長。歴史を進めていくと、明治天皇も糖尿病で崩御されていることがわかっています。

さらに『吾輩は猫である』『坊ちゃん』などで知られる夏目漱石、『麗子像』が有名な画家の岸田劉生、『この道』『からたちの花』などを書いた詩人の北原白秋なども糖尿病だったのではないかと言われています。

海外にも、もちろんたくさん糖尿病患者はいます。

美食家で肥満体だったルイ14世、音楽の父バッハ、発明王のエジソン、近代美術の父セザンヌ、フランスの小説家バルザック、文豪ヘミングウェイ……など、誰もが知る名前が並んでいます。

最近の有名人・芸能人でも糖尿病を患っている（いた）方は少なくありません。

華道家の假屋崎省吾さん、経済評論家の森永卓郎さん、司会者のみのもんたさん、お笑い芸人の綾小路きみまろさん、プロレスラーのアントニオ猪木さんなど、テレビでおなじみの有名人が多数。

たけし軍団のグレート義太夫さんは治療をサボッていて透析になってしまったてんまつをブログや書籍に書いています。反面教師として非常に参考になります。

また元阪神の名投手・岩田稔さんやJリーガーの杉山新さんなど、同じ病気の後輩たちの力になればと1型糖尿病であることを公開している方もいます。

第3章

糖尿病を改善する（食事）

ダイエットと
血糖値改善、
一石二鳥だね！

若々しさと健康、
どっちも
ゲットするぞ〜！

3-1 食事制限について

食事制限ってしないとダメ？

●健康的な食生活に変えると考えてみよう

コンビニやファストフード、私たちの周りには安くておいしいものがあふれています。

こんなに手軽に、おいしくて高カロリーの食べ物が手に入る時代は、長い人類史上でも初めてかもしれません。

そんななかで、安いから、おいしいから、流行っているから、手軽だから……そういった基準で食べるものを選んでしまっていませんか。

安価で量が多く、手軽に空腹を満たせる食品は、油分と炭水化物（＝糖質）の固まりです。

食べてはいけないとは言いませんが、そればかりでは栄養が偏ってしまいます。

そんな食生活を続けていたら、あなたの健康状態はじわじわと悪いほうへと進んでいくだけです。

今が方向転換のチャンスです。これまでの偏った食生活から卒業しましょう。

食べるものを制限するのではなく、健康的な食生活に変えるだけ、と考えてみてはいかがでしょうか。

●食事をコントロールする

お腹が空いたら、目の前に出されたものを無意識に食べる、そのとき食べたいものだけを食べる、あるいは「余らせたらもったいない」と残り物を食べる……そんな食生活をしていませんか。

「健康的に食べる」ということに意識を向けないと、どうしても量は増え、バランスは偏りがちです。

人間の体は食べたものでできています。

自分で自分の食事をコントロールするという意識を持ちましょう。

●こんな食生活はNG（チェックリスト）

左に代表的な項目を入れました。1つあったら、要注意だと認識しましょう。

□コンビニで新商品を見かけたらつい買ってしまう
□食後のフルーツ、デザートは欠かせない
□清涼飲料水をよく飲む
□カフェで注文するのは、甘いドリンク
□お酒を飲んだあとにラーメンを食べる
□お昼にお米＋麺類またはパン＋麺類という組み合わせをよくする

□野菜を摂るかわりに野菜ジュースを飲んでいる
□ファストフードを週に2～3回食べる
□定食でごはんをおかわりする
□大盛無料はだいたいお願いする
□食べ放題やバイキングが好き

どんな食事制限をすればいいの？

●朝昼晩、バランスよく食べる

ごく当たり前のことを言うようですが、健康的な食生活の原則は、次の3つです。

・適正エネルギー量
・栄養バランス
・1日3食のリズム

適正エネルギー量という面でいうと、現代の日本人の多くが過剰、つまりカロリーの摂り過ぎです。健康的な食生活のために、厳密でなくてもよいので、カロリーを意識した食生活に変えていきましょう。

栄養バランスについては、一般的には1日のエネルギーのうち約半分を糖質、20％前後をタンパク質、残りを脂質で摂るのが理想だとされています。糖尿病予防という意味では、糖質はもっと減らし、タンパク質を増やすといいでしょう。

1日3食をしっかり食べる、ということも意識してください。時間だけでなく内容もバランスを整えることを心がけます。1食だけに集中して食べると血糖値が上下しやすくなります。特に夜の食べ過ぎに注意しましょう。

これらは1つだけではなく全体を改善します。

たとえば、朝ごはんを食べずに仕事に行き、ランチは丼物か麺類でサッと済ませ、残業しながら甘いものをたくさん間食し、遅く帰って晩酌をしながら夕食を食べ、〆にインスタントラーメンを食べて、そのまま寝てしまう……なんて生活をしていませんか。

現代の日本人の多くがエネルギーを過剰に摂取し、栄養バランスは偏り、３食きちんと食べなかったり……という状態ですよね。私も忙しいときはつい食事を後まわしにしてしまうことがありますが、一緒に改善していきましょう。

●ダイエットとほぼ同じ？

摂取エネルギーを抑えて、栄養バランスをとり、３食のリズムを整えるというと「ダイエットと同じですね！」という人がいます。
そうです。そのとおり、糖尿病予備軍からの脱出を目指す食事と、健康的に体重減少を目指す食事は、基本的にはほぼ同じです。
肥満の方が食事制限で少しずつ痩せていけば、糖尿病も防げる。一石二鳥ですね
（予備軍からもう一歩進んだ糖尿病患者の食事療法では、もう少しシビアに考える必

要があります。そうならないうちに、今から予防しておきましょう）。

挫折しても翌日からやり直せばいい

●ガマンしすぎずに変えていく

甘いケーキやシュークリームを食べたいけれどガマン……。好きな食べ物をずっとガマンしていては、ストレスがたまりますよね。

ストイックな生活を1カ月も2カ月も続けるのは、正直、人間には難しいのではないかと思います。人間はもともとガマンが苦手なんです。楽をしたいと思ったからこそ、これだけ文明が発達したのですよね。

じつは私も、体重を気にしなければならないのですが、仕事後のビールがやめられません。でもガマンしすぎて爆発するよりはいい、と自分を許しています。

ストイックにしすぎると、無理がでて、反動で食べ過ぎたり、前のような食生活に逆戻りしてしまいます。

食生活を変えるといっても、急激な変更はやめておきましょう。好きな食べ物の全部をやめなくていい。食べてもいいのです。

ただ、食べるからには自分でルールを決めておきましょう。どんなルールがおすすめかはこの章で説明していきます。

●食べすぎてしまっても大丈夫

日本人の３人に２人はダイエット経験があるそうです。私の推測ですが、そのうち、ほとんどの方に挫折経験があるのではないでしょうか。

どうしても食べたい欲が抑えきれない！という日もあるかもしれません。これだけ食べ物の情報があふれているのですから、仕方がありませんよね。

そういう日があったとしても、決してやけにならないでください。

食べてしまったからもうやめた、と勝手にリセットしてしまうのが一番もったいない。

1日食べたくらいではそれまでの努力はゼロになりません。次の日からまた節制すればいいのです。

●リバウンドに注意

ダイエットは体重を減らすよりキープすることのほうが難しいと言われています。食事制限で痩せたのに、食事を元に戻したら体重が増えてしまった……。いわゆるリバウンドはよくありません。くり返すことでさらに糖尿病に近づいてしまいます。

血液検査は必ず受けるようにしましょう。可能であれば4カ月に1回、半年に1回、というペースが理想ですが、特に数値に問題がなければ、職場の検診で十分です。最低年に1回は、きちんと調べたほうがいいでしょう。

ダイエットに成功したら普通の食生活を楽しんでいいのですが、それは決して元の食生活に戻っていいというわけではありません。

普通の健康的な食生活を続けて行きましょうということです。

運動で消費するエネルギー（単位：kcal）

	普通歩行	速歩	水泳	自転車（軽い負荷）	ゴルフ	軽いジョギング	ランニング	テニス（シングルス）
運動時間	10分	10分	10分	20分	60分	30分	15分	20分
50kg	20	25	60	55	130	130	90	105
60kg	20	30	75	65	155	155	110	125
70kg	25	35	85	75	185	185	130	145
80kg	30	40	100	85	210	210	145	170

厚生労働省「健康づくりのための身体活動基準2013」をもとに作成

習慣を変えることを意識してください。

運動でリセットすればいい？

「食事制限をしたくないから、たっぷり運動をする」という方がいますが、運動だけで摂り過ぎたカロリーや上がってしまった血糖値を「なかったこと」にするのは、なかなか難しいです。

缶コーヒー1本は約70キロカロリー、運動で消費するとこれだけで散歩20分が必要です。

食べるたびに運動するというのは、効率的ではありません。

それよりも、そもそもの入る量を減らし、同時に運動も行ったほうが効果的です。

3-2 エネルギーを計算する

適正カロリーの計算

●カロリーって何？

「カロリーが多い」とか「カロリーを控えなきゃ」などと言いますが、カロリーとは何かと改めて聞かれるとあれ？となってしまう方もいるのではないでしょうか。

カロリーはエネルギーの単位です。１リットルの水の温度を１度上げるために必要なエネルギーが１キロカロリーです。

●適正カロリーを求めよう

その人が１日にどれだけエネルギーを必要としているのか、適正カロリーは、身長や活動度によって違います。
あなたの適正カロリーと、必要とされる栄養素の量を計算してみましょう。
①まず目標体重を計算します。15ページでＢＭＩを計算しましたが、それと逆の計算方法で目標体重を計算します。

●目標とするBMI

・18〜49歳　18・5〜24・9
・50〜64歳　20・0〜24・9
・65歳以上　21・5〜24・9
※目標とするＢＭＩは年齢によって異なります。

●目標体重

身長（ｍ）×身長（ｍ）×目標とするＢＭＩ

活動度とカロリー

軽労働（25～30kcal）	主婦、デスクワークの会社員など、仕事であまり歩き回らない人
中労働（30～35kcal）	外回りのセールスマン、農林水産業（繁忙期）、仕事で1日歩き回るような人
重労働（35kcal）	スポーツ選手（オフシーズン以外）、肉体労働者など、身体をよく動かす人

（例）身長１６５センチ、52歳の場合（目標ＢＭＩ22・０とした場合）、
１・６５×１・６５×22・０＝60
目標体重は、60キロになる。
②標準体重に活動度をかけて考えます。
活動度は以下の表を参考にしてください。
（例）目標体重が60キロのコンピューター プログラマーなら、
60×30＝１８００
適正カロリーは１８００キロカロリーです。適正カロリー内で収まるよう食事に気をつけていれば、大きく太ることはありま

せん。

③三大栄養素炭水化物、タンパク質、脂肪の量を計算します。
人間がエネルギー源として利用できるのは、たんぱく質、脂質、炭水化物。これを三大栄養素と呼んでいます。
栄養バランスについては、一般的には約半分を糖質、20%前後をタンパク質、残りを脂質でとるのが理想でしたね。多くの人にとって糖質はもっと減らしタンパク質を増やしてもいいでしょう。
(例) 1500キロカロリーなら、
炭水化物750キロカロリー、タンパク質450〜300キロカロリー、脂質450〜300キロカロリー

3-3 栄養バランスを整える

食べ物の裏を見てみよう「食品表示ラベル」

「自分の食べているもののカロリーがわからない」「どんな栄養があるかなんて知らないよ」という方も少なくないでしょう。でも、身近な食べ物の表示を見てみましょう。

食品表示法により、「熱量」「タンパク質」「脂質」「炭水化物」「食塩相当量」といった栄養成分の表示が義務づけられています。加工食品なら必ず書いてあるはずです。

何をどれだけ食べているのか、多少面倒でもメモしていくと自分の食生活の傾向がわかり、改善のヒントになります。写真に撮ったり、スマホのアプリを使うのも効果

食品の栄養成分表示の例

あるカップ麺の栄養成分表示1食（63g）当たり	
エネルギー	272kcal
タンパク質	7.3g
脂質	8.8g
炭水化物	41.0g
食塩相当量	3.3g
ビタミンB_1	0.39mg
ビタミンB_2	0.40mg
カルシウム	208mg

あるチョコレートの栄養成分表示　1枚（5.0g）当たり	
エネルギー	28kcal
タンパク質	0.5g
脂質	2.0g
炭水化物	2.2g
糖質	1.6g
食物繊維	0.6g
食塩相当量	0g

的です。

これまで食品のパッケージのラベルなどあまり見たことがないという方も、ぜひチェックする習慣をつけてください。

●それぞれの栄養素を多く含む食品の例

・炭水化物……ご飯・パン・麺類などの穀類、いも・でんぷん類、砂糖、果実類などの甘いもの
・タンパク質（動物性）……肉、魚、牛乳、チーズ、卵など
・タンパク質（植物性）……大豆を使った豆腐、納豆など
※タンパク質はご飯、パン、麺などにも含まれています
・脂質（油）……なたね油、ごま油などのように常温で液体のもの
・脂質（脂）……バター、マーガリンのように常温で固体のもの

カロリー制限と糖質制限の違い

	カロリー制限	糖質制限
制限するもの	カロリー（主に脂質）	炭水化物・糖質
特徴	摂取カロリーを抑えるのでやせやすい反面、栄養バランスが偏ると基礎代謝が落ちてしまい、太りやすい身体になる恐れがある	摂取カロリーは抑えないが、これまで糖質を多く摂っていた人の場合は、短期的な体重減少効果は高い。タンパク質をしっかり摂取するので筋肉量・基礎代謝が減らない
コスト	抑えられる（食べる量を減らすので）	高くなりがち（ごはんやパンを減らした分、肉や魚などを食べるため）

カロリー制限と糖質制限の違いって何？

ダイエットでよく知られるカロリー制限と糖質制限はどう違うのでしょうか。

体重を減らすならカロリー制限、血糖値が気になるなら糖質制限といった考え方もできますが、どちらかにしなければいけないというわけではありません。

血糖値が気になる人がダイエットをするなら、全体のカロリーを抑えながら適正体重を目指し、長期的にはゆるやかに糖質を制限していくことをおすすめします。

糖質を知ろう

●炭水化物＝単糖＋食物繊維

炭水化物は、糖質と食物繊維の総称です。炭水化物のうち体内で消化され、エネルギー源となるものを「糖質」、体内で消化されず、ほとんどエネルギー源にならないものを「食物繊維」といいます。

●糖質の種類

糖質は構成している単糖の数によって次の種類に分けられます。
・単糖類……構成している単糖の数が１個のもの。ブドウ糖、果糖、ガラクトースなど
・二糖類……２個のもの。ショ糖（砂糖）、乳糖、麦芽糖など

・少糖類……2～10数個のもの。オリゴ糖
・多糖類……それ以上のもの。でんぷん、グリコーゲンなど

●甘くない糖質に要注意！

甘いものには「糖」がいっぱい含まれているイメージがありますね。そのとおり。人工甘味料でないかぎり、甘いものには糖質がたくさん含まれています。

そして、しょっぱいものでも、糖質が多く含まれているものがあります。たとえばポテトチップス。甘くないですが、ジャガイモですから、糖質がたっぷり含まれています。

さらに辛いカレーライスにも糖質がたっぷり。ご飯はもちろん、具のじゃがいも、カレールーに含まれている小麦粉も糖質が多い食材です。

甘いから糖質が多い、甘くないから少ないという感覚は間違いです。

●糖分を摂らないと脳が働かなくなる？

糖分は脳の唯一のエネルギー、というのが通説でした。

脳の神経細胞は糖をエネルギー源にしているので、ある程度は糖を摂取しなければいけないと思われていたのです。しかし最近になって、糖質だけが脳のエネルギー源ではないことがわかりました。

人間は糖を摂取していなくても「ケトン体代謝」※で脳にエネルギーを送ることができるのです。ですから、「糖分を摂らないと頭が働かないから」というのは、甘いもの好きの言い訳にしかなりません。現代社会では糖質の比率が多すぎるため、その量や比率を減らしていく必要があります。

とはいえ、いきなりすべての糖をカットしていいかというと、それはNG。たとえ糖質を制限しなければいけない人にとっても、糖はやはり必要です。

※ケトン体代謝：体内に存在する糖（グルコース）が減ると、筋肉や脂肪細胞に蓄えていた脂肪酸をケトン体に変え、エネルギーとして利用すること。脂肪が分解されるため、体重は減少する。飢餓状態でも生

存し続けるために、備わったシステム。

タンパク質なら、おやつに食べてもOK

●おやつに食べていいものってありますか？

間食で食べてはいけないのが炭水化物。3食のバランスで一番多いのは炭水化物でしたが、できるかぎり減らしたいもの。ですから、間食で炭水化物たっぷりのものを摂るのは避けましょう。

炭水化物が少なくタンパク質が豊富なものや、脂質の多いものなら食べても大丈夫です。

油はカロリーが高いんじゃないの？と心配する方もいるかもしれませんが、油は血糖値を上げません。ただし、コレステロールや中性脂肪が気になる方は控えましょう。

ヨーグルトやチーズ、ナッツ類などを食べるといいですよ。

間食ではないですが、こんにゃく麺なども血糖値は上がらないので、小腹が空いたときなどにおすすめです。

食事を整えていくなかで、ついつい誘惑に負けそうになることもあるかもしれません。でも、本書で基本的な考え方を身につければ、日常生活で気をつける習慣が身につくはずです。そうしたちょっとした変化があなたの食生活を少しずつ改善していくことにつながります。

●卵って食べちゃダメですか？　マヨネーズは？

コレステロールを気にして、卵は控えたほうがいいんじゃないかと思っている方もいらっしゃるでしょう。でも、卵はダイエット中に食べても問題ありません。

5個、10個と食べ過ぎるのは論外ですが、2個程度では、コレステロールも上がりません。

卵は手軽に食べられる良質なタンパク質ですから、ぜひしっかりと食べてください。

卵を原料にしたマヨネーズは、使用している油にもよりますが、適量であれば摂取してもかまいません。

脂質は種類を選んで食べる

かつて流行した「油抜きダイエット」などの影響から、多くの人が「脂質は太るからよくない」いうイメージを抱いていることでしょう。

たしかに脂質はカロリーが高く、なかには内臓脂肪を増やすものもあります。

しかし近年、摂取したほうがいい脂質があることがわかってきました。

体に良い油は積極的に摂取して、悪い脂質は避けるようにしましょう。

脂質は大きく飽和脂肪酸（常温で固まる）と不飽和脂肪酸（常温では液体）に分けられます。

●飽和脂肪酸

動物性油脂に多く含まれています。飽和脂肪酸を摂り過ぎると、血液中の悪玉コレステロールや中性脂肪を増やし、肥満や動脈硬化の元になります。できるだけ避けたい脂です。

バター、ラード肉の脂身、鶏皮、生クリームなどに含まれています。

●不飽和脂肪酸

植物性油脂や魚油に含まれる不飽和脂肪酸は、オメガ3系（α―リノレン酸）、オメガ6系（リノール酸）、オメガ9系（オレイン酸）に分けられます。

オメガ3系（α―リノレン酸）は、免疫機能の向上、脳細胞の活性化、生活習慣病の改善などに効果があるため積極的に摂りたい脂質。人間の体内では作れない必須脂肪酸。イワシ・サバ・サンマなどの青魚、貝類、甲殻類、亜麻仁油、エゴマ油などに含まれます。

オメガ9系（オレイン酸）は、血液中の悪玉コレステロールを増加させない、人体でも合成できる脂肪酸。オリーブオイル、ナッツ類に含まれています。

オメガ6系（リノール酸）は、摂りすぎると善玉コレステロールを減らしてしまうので注意が必要です。サラダ油、お菓子、パン、マヨネーズ、カップ麺などに使われており、現代の食生活で摂り過ぎの傾向にある脂肪酸です。

このオメガ6系脂肪酸を化学処理する際に発生する「トランス脂肪酸」は、コレステロール値を上げ、内臓脂肪を増やすとされています。マーガリン、ショートニングなどが多用されている加工食品は、食べ過ぎないように気をつけましょう。

3-4 特に気をつけたい、スイーツ・お酒・甘い飲み物

ダイエット中でも甘いものが食べたい

●たまには好きなものを楽しもう

月に2回だけ、とか週に1回だけ、程度の頻度なら、適度な量のケーキやごちそうは問題ありません。精神的にストレスがかかるのは、血糖値をコントロールするうえでも良くありません。続けることが大事ですから、それくらいの頻度であればいいと思います。

ただ嗜好品はカロリーが高いため、半分を残す勇気や、カロリーの低い代替品を見つけること、外食であれば塩分や食事バランスに気をつけることが重要です。

その前後の食事を半分にするなどして、うまく調整してくださいね。

食事制限は、どこかで何かを甘やかした場合には、別のところでガマンして帳尻を合わせる、というのが大事です。

もしも毎日食べたいなら、板チョコの1枚ではなく1枚の中の1片を食べるくらいであればいいと思います。

食べるときはひとくちでパクッとではなく、ちびちびと少しずつ、ゆっくり味わって食べるほうが、満足感が得られますよ。

和菓子も、週に1~2回ならいいでしょう。

ただ、洋菓子と比べると、和菓子は意外にも、血糖値がすごく上がります。特に大福などは、中にあんこがあって、外がモチなので糖質のかたまりです。血糖値が気になる人にはおすすめしません。

●果物やナッツは体に良いんですよね?

基本的には同じ甘いものでも、ケーキや大福に比べれば、ビタミンや食物繊維が多く含まれる果物類は、体に良いです。

ただ、毎食後のデザートにフルーツを欠かさない、というのは食べ過ぎです。

果物の中には果糖がたっぷり含まれています。これがブドウ糖に分解されるため、血糖値を上げてしまいます。

ビタミンが含まれているので体に良いとも言えますが、スイーツの一種として、ほどほどに食べるのがいいでしょう。

ナッツ類は腹持ちがよいので、おやつに最適です。無塩のものをおすすめします。ついつい食べ過ぎてしまう人は、１食分が小袋になったタイプを購入しましょう。

●カロリーオフの甘味料ならいくら食べてもいい？

甘いものがどうしても食べたい人の強い味方になるのが、糖類やカロリー控えめの甘味料。糖類ゼロなら、食べても血糖値が上がることはありません。

ただし、弊害もあります。その甘さを脳が覚えてしまい、より糖分を欲するようになってしまう可能性があるので注意が必要です。

たとえば、午前中に食べたノーカロリーの甘い飴を脳が覚えていて、夕方になって無意識で冷蔵庫を漁って、砂糖が入った甘い煮豆をパクパク食べてしまった、というようなことです。

砂糖がたっぷり入っているものを食べるよりはいいですが、このようなこともあるので使いすぎないよう注意が必要です。

お酒を飲みながらダイエット？

●禁酒しなくてもいい

酒は百薬の長などといいます。私もビールが大好きです。

血糖値の面からいうと、お酒を全部やめなければいけない、ということはありません。糖尿病予備軍の方も糖尿病の方も、お酒は飲みたければ飲んで大丈夫。ただし、何を飲むかはかしこく選びましょう。

お酒とカロリー・糖質

		アルコール度数（%）	カロリー（kcal）	糖質（g）
ビール	350mL缶	4.6	140.0	10.9
発泡酒	350mL缶	5.3	157.5	12.6
ワイン	グラス2杯（200mL）	11.4	146.0	4.0
焼酎	1杯（60mL）	25.0	131.4	0
日本酒	1合（180mL）	16.5	196.2	8.8
ウイスキー	シングル1杯（30mL）	40.0	83.0	0

五訂日本食品標準成分表に基づく

やはり、ビールや日本酒には糖分が多く含まれています。焼酎やウイスキーといった蒸留酒を選ぶほうがいいでしょう。
糖質ゼロのものなどを選ぶのも1つの方法です。

●飲み方に注意

お酒を飲むときは、キノコ類や豆腐などを使った低カロリーのおつまみを選びましょう。

とはいえ、飲酒量はほどほどに！

適切な飲酒量は、ビールなら350㎖缶

1本程度、日本酒は1合、ワインはグラス2杯程度と適量を超えないように気をつけてください。

時には「断る勇気」も必要です。若い人の中には「あえてアルコール類を飲まない」というスタイルも定着しているようですよ。

●お酒の席や外食のコツ

パーティーや会食など、外食が避けられないこともありますね。

お酒の席は無理にキャンセルする必要はないですが、飲み物はアルコール類やジュースは避けて、お茶がいいですね。

お付き合いもありますから、すべて制限するのは難しいですし、相手も楽しめないので、前後の食事を減らすなどで調整しつつ楽しむようにしましょう。

注意したいのは、揚げ物やポテトサラダなど糖質や脂質の多いおつまみです。特にいも類は、食べると血糖値がポンと上がります。そしてカロリーも高いので、確実に太ります。

おつまみ類は茶色い食べ物のみにするのではなく、バランスを考えて彩りのいい野菜を意識して食べたり、枝豆や湯豆腐、刺身、焼き鳥など糖質や脂質が少ないものを選ぶようにしましょう。

飲み物に気をつけて

●ひと夏の経験……ジュースで糖尿病

ある夏のこと。30代サラリーマンのAさんは「暑いせいで、最近のどが乾いて仕方がない」とペットボトルのスポーツドリンクや甘い炭酸飲料をごくごく飲んでいました。しっかり水分補給をしていたせいか、最近、おしっこが多いような気がします。それに夏バテか、心なしか倦怠感があって体調も悪い。もともと痩せ型なのに、体重を測るとさらに減っている……。

「念のため、病院へ行っておくか」とAさんが病院で検査をすると、結果は「糖尿病」

でした。

「4月の健康診断では、まったく正常だったのに、なんで？　どうして？」と、立ちすくむAさん……。

これが「ペットボトル症候群（清涼飲料水ケトーシス）」です。

清涼飲料水ケトーシスは、喉が渇いたと糖分が入った清涼飲料水をがぶ飲みすることで血糖値が急上昇し、その血糖値を下げるためにインスリンが一気に大量に使われることで、インスリン不足と同じような状態になってしまったのです。

毎年、夏の終わりになると、Aさんのような方が来院されるのはめずらしくありません。

●甘いドリンク

疲れたときの甘い缶コーヒー、ほっとしますよね。

たしかに、血糖値が上がったら満足しますよね、元気になるような気もします。

でも、コーヒー、炭酸飲料などは糖分の固まりのようなもの。

特に気をつけたいのが、カフェで飲む、甘い飲み物とシナモンロールなどの菓子パンの組み合わせ。糖質を飲みながら、糖質のかたまりを摂取していることになります。

健康であれば問題ないですが、糖尿病の人にはよくありません。血糖値がすぐに上昇してしまいます。

●エナジードリンクの回復効果は一時的なもの

仕事が忙しくて……というときに、元気を出すために飲むエナジードリンク。でも、エナジードリンクの効果はごく一時的なものです。

過剰摂取や長期服用にはデメリットがあり、糖尿病になるリスクも高めますので、常用は避けてください。

ドリンクの種類によって含有成分も大きく異なります。成分表示などを確認しながら、本当にピンチのときだけ飲むようにしましょう。

また気をつけたいのが、海外旅行へ行った際のエナジードリンク。

日本と同じ銘柄のドリンクでも、成分などが違います。同じつもりで飲んで、カフェインの過剰摂取などに陥らぬよう注意が必要です。

3-5 健康的に食べるため、ひと工夫しよう

食べるものの工夫

●朝食抜きはやっぱり体に悪い？

16時間ダイエット、朝食抜きダイエットなどで、朝は食べないという人もいるでしょう。忙しくて朝は食べているヒマはない、という人も少なくないかもしれません。

朝食抜きダイエットは体に良いのか悪いのか、という問題ですが、結局は、その人のリズムにあった方法、体調がいいと感じるやり方を選ぶことをおすすめします。

ただ、糖尿病の人にとっては、朝食を食べたほうがいいケースが多いです。

血糖値のことを考えると、同じだけのものを食べるなら2回より3回、3回より4回と小分けにするほど、1回あたり食べる量が少なくなり、血糖値の上がりはゆるや

かになります。

●コンビニでは、どんなものを選んだらいい？

ついつい足が向いてしまうコンビニ。新作スイーツのチェックが習慣になっていたり、コーヒーのついでにお菓子を買ったりと、特に食べたいものがないのに無意識に立ち寄ってしまう人も多いのではないでしょうか。

コンビニ通いが習慣になっているなら、まずそれをやめるようにしましょう。たとえば、コンビニのある道を通らないようにするだけで、体の負担もムダづかいも減らせます。

お昼など、どうしてもコンビニに行かなければならないときは、インスタント食品や揚げ物は避けましょう。レジ横に置いてある揚げ物コーナーのものは、揚げ物に含まれている揚げ油が体にはあまりいいものとは言えません。

カロリーや糖質を考えれば、菓子パンもNGです。ついペロリと食べてしまって、

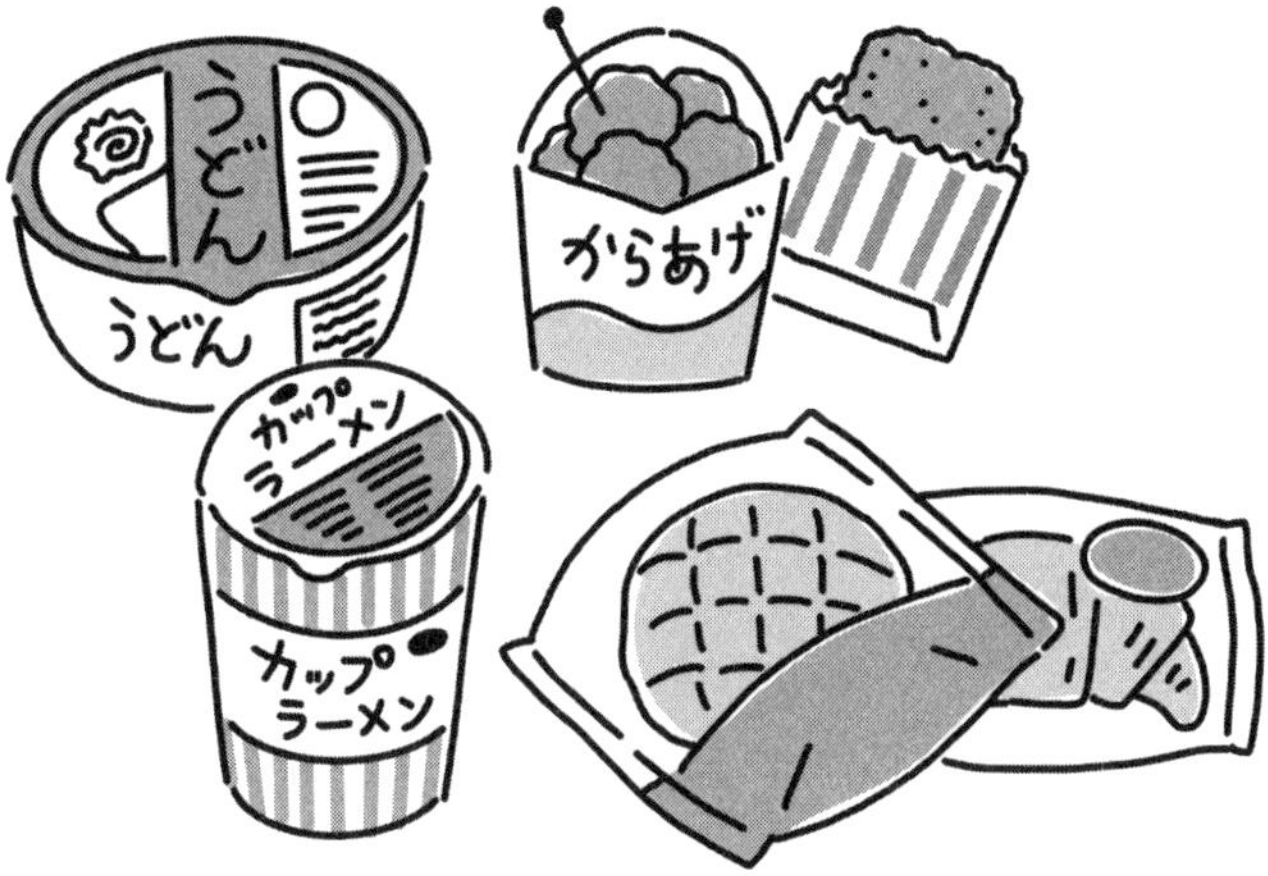

1つではお腹いっぱいという感じもしませんが、成分表示を見るとびっくりするようなものが多いです。
コンビニのお弁当やお総菜類で良い点を上げるとしたら、カロリーや塩分がしっかり明記してあるところです。自分でしっかり計算して、カロリーと糖質をコントロールしながら選ぶようにしてください。
おすすめは、サラダ、サラダチキン、ゆで卵、サバ缶、小さめのおにぎり……といったところでしょうか。

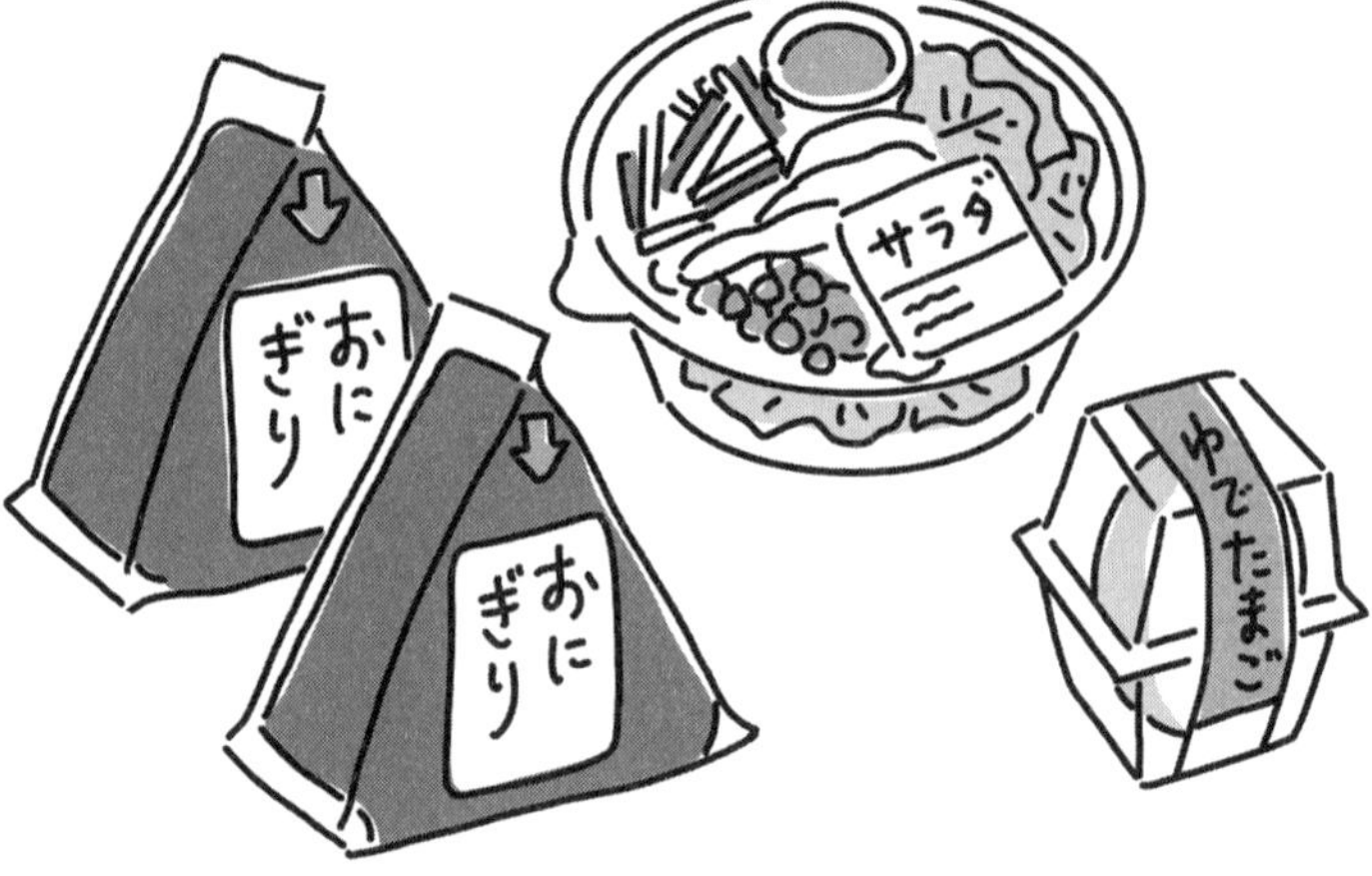

●インスタント食品はできれば週に1回程度までに

カップうどんに、カップそば、インスタント焼きそば、糖質が多いのはどれだと思いますか？

答えは焼きそば。麺の量が多いのと、ソースの中に砂糖が入っているからでしょう。

インスタント食品は、ほとんど具がなく麺ばかりなので、炭水化物の量も多いです。食べるだけで血糖値がポンと上がります。基本的には、あまりおすすめできません。でも、絶対にやめなきゃいけない、というわけではありません。

たとえば、週に1回など、ごく少なめの頻度で、麺は半分にして汁は残す、キャベツなどの野菜を必ず入れるなど、うまく調整をしながら食べるようにしましょう。

●減塩や糖質カットのものならいっぱい食べても大丈夫？

減塩や糖質カットでない食品よりも、減塩・糖質カットをうたった食品を選んだほうがよいのは確かです。でも、減塩だからいいだろう、糖質カットだからおかわり……と油断して食べ過ぎるのはダメですよ。

糖質50%カットでも2つ食べれば100%、1つ食べたのと同じです。減塩・低糖質という言葉に、うっかり踊らされないよう気をつけましょう。

特に減塩のしょうゆなど調味料には要注意です。かけすぎないように、レモン汁や酢などで味付けを工夫しましょう。

食べ方の工夫

●早食いを防ぐには

血糖値の急激な上昇と、どうしても食べる量が多くなってしまうこと、この2つの理由から早食いは糖尿病が気になる人にとっては非常に良くない食べ方です。

早く食べるほど、食べたものは早く腸に到達します。

食べてから吸収までの時間が短いので、急激に血糖値がポンと上がりやすいんですね。

食事で血糖値が上昇し、本来ならば、インスリンが働いて糖を細胞に取り込むことで、血糖値が下がる仕組みなのですが、早食いでポンと血糖が上がってしまうとインスリンが追いつきません。

逆にゆっくり上がっていくと、インスリンもちゃんと出るので、血糖値の上がりが

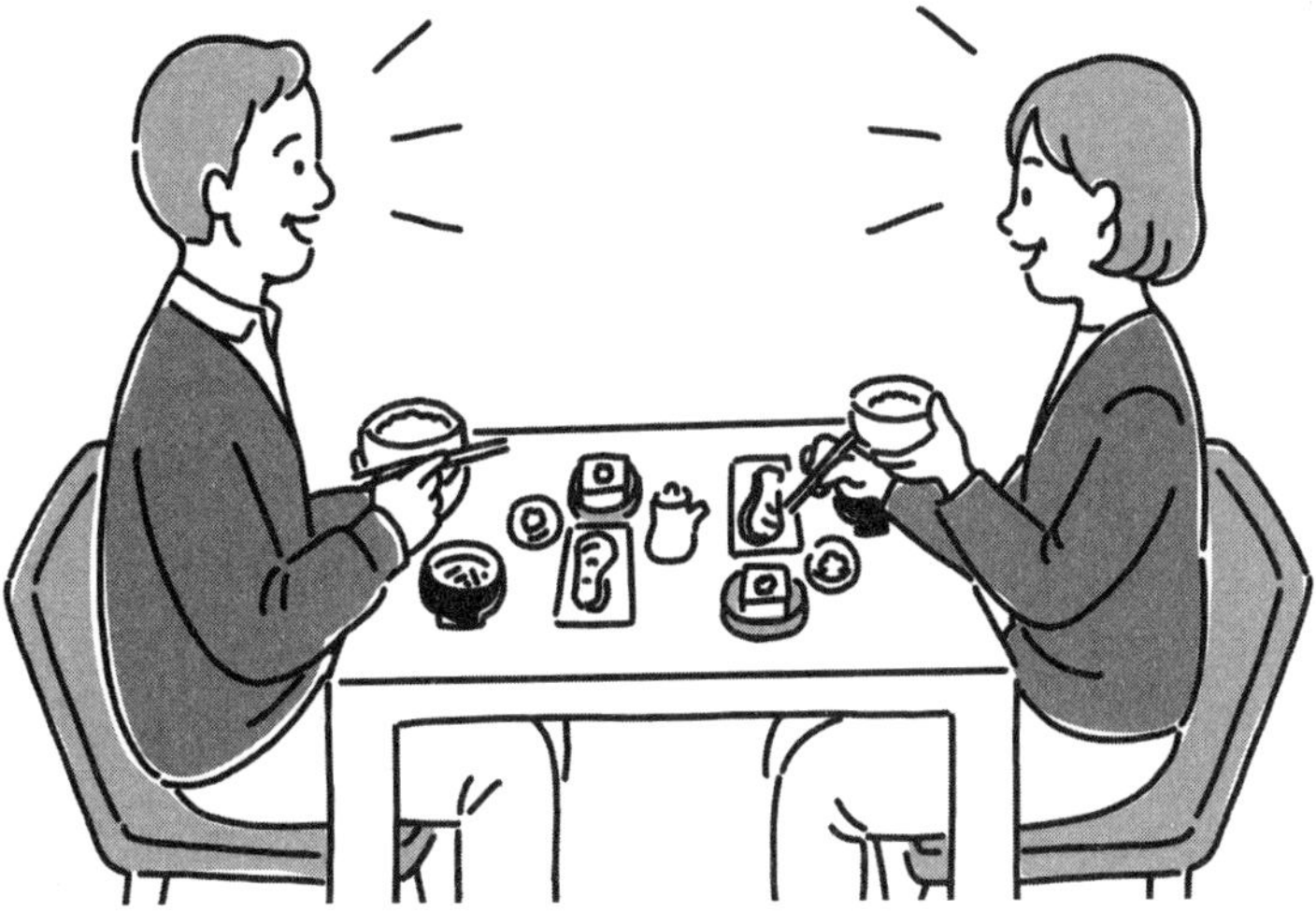

ゆるやかになります。
ダイエットにも糖尿病治療にも、ゆっくり食べが有効なのです。
親しい人とおしゃべりを楽しみながら、1時間ぐらいかけて、ゆっくり食べられたら理想的ですね。

ゆっくり食べるコツは、
・一口ごとに20回を目安によく噛む
・ながら食べをしないで食事に集中する
・一人ではなく、会話を楽しみながら食べる
などがあります。

満腹感は血糖値の上昇のほか、消化管の伸展でも感じます。

これは、食べ物が胃に入って、バーッと胃の壁が伸びて大きくなると「胃の中に食べ物がいっぱいだよ」というサインが脳に届くというもの。

たとえば、野菜サラダだけをたくさん食べて、野菜で胃が膨れても満腹感は得られるということです。

早食いではなくゆっくり食べを心がければ、少量で満足できるようになってきますよ。

●野菜嫌いが食生活を改善する方法は？

基本的には偏った食事はよくありませんが、どうしても偏食の方はいますよね。

栄養のバランスとして、タンパク質、脂質、それからビタミン、これらはとても大事です。ある程度はサプリメントで補給できますが、同じ栄養素でも、自然の食品から摂ったほうが健康で長生きができるという調査結果があります。

野菜がどうしても嫌い、食べられないという場合には、お肉ばかりではなく、食べられるほかの食材を、バリエーション豊かに食べるように意識してください。

●お茶はご自由に

糖分が入っていないお茶であれば、基本的に糖尿病の人には問題ありません。どんなお茶でも飲んでもらって構いません。

コーヒーや紅茶は、ミルクや砂糖は入れないのがベストです。もの足りない方は今よりも少し量を減らすことから始めてみましょう。

●水をたくさん飲むダイエットはどう？

人間の体にとって水分は欠かせません。水を摂取することは、総合的に見れば体に良いことです。

ただ、水をたくさん飲んだからといって、痩せるわけではありませんし、血糖を下げる効果も期待できません。

少しずつ水分補給をしているかぎりは、水はたくさん飲んでもまったく問題はありませんが、1時間に1リットルなど短時間に大量に水を飲むと「水中毒」となり、むくみやめまい、頭痛などの症状が出ることもあります。

食事中にガブガブと水を飲むと、胃液が薄まって消化力が落ちる心配もあるので、コップ1杯程度を目安にしましょう。

●筋トレのためにプロテインを飲んでもOK

プロテインに関しては、腎臓に問題がなければいいと思います。

ただ、糖尿病の合併症で、糖尿病性腎症があります。ですので、腎臓の働きが落ちている人は、医師に確認してください。

●薄味が苦手、こってりした濃い味が食べたい

味付けには好みがありますよね。せっかくだからおいしく食べたいと思う気持ちはわかります。

減塩や低糖の調味料が流行っていますが、どんなに薄味の料理でもたくさん食べれ

ば、そのぶん調味料やカロリーを多く摂取することになります。

ということは逆に考えてみてはいかがでしょうか。

味が濃くても食べる量がごく少なければ、ちゃんと制限できているということです。どうしても濃い味のものが食べたいときは、それを食べる量でコントロールしてください。

ただ、基本的には、減塩のしょうゆを日常使いにし、その薄味に慣れるのが第一です。

素材の味を楽しむというのは、少しハードルが高いかもしれませんが、まずは好きな野菜から薄味調理で食べてみてください。

●野菜を最初に食べるといいってホント？

食事のときに野菜を先に食べると、血糖値の上昇を抑えることができます。

量にもよるでしょうが、ある程度の量であれば、野菜を先に食べ切るといいでしょう。

外食でミニサラダが出てきたら、とりあえず最初に食べ切る、そんな感じでいいと思います。

野菜がいいといっても、すべてがいいわけではありません。芋類やにんじん、ごぼうなどの根菜は、糖分が多く含まれているので、ヘルシーに思われがちな煮物なども要注意。血糖値が気になる人には、糖分の少ない葉物野菜のほうがいいでしょう。

また、食べ方に関してもできれば自然に近い形状のまま食べるほうがいいです。そう考えると、やはり葉をそのまま食べるサラダなどがベストです。

●お腹いっぱいになるまで食べたい……

血糖値をグーンと一気に上げない、という意味では、腹八分目がいいのですが……、時には「ぷはーっ！　お腹いっぱい食べたぁ！」という満足感を味わいたい、という気持ちもわかります。

どうしても食べたかったら、月2～3回から週1日くらいのチートデーを作って、時間を区切って好きなものを食べることをおすすめします。

その程度の頻度であれば問題はありません。それよりもやめずに続けることが大事です。

●つい食べすぎてしまった……

チートデーではない普段の日につい食べ過ぎてしまったら、すぐに歩く。

歩くだけで、インスリンの働きで、いま摂取したばかりの糖が筋肉細胞に移動しやすくなるため、血糖値の急上昇を避けることができます。

運動で血糖値を下げる方法は、次章でじっくり解説します。

コラム❸ 世界で広がっている糖尿病 ～データで見る糖尿病～

●成人の10人に1人が糖尿病？

国際糖尿病連合（IDF）が発表した「IDF糖尿病アトラス」第10版によると、糖尿病を抱える人の数は世界で5億3700万人、成人のおよそ10人に1人（10・5%）が糖尿病とともに生きています。
糖尿病患者は増えており、このまま進んだ場合、2030年までに6億4300万人、2045年までに7億8300万人に達することが予想されています。

地域別に見ると、
北アメリカ・カリブ……5100万人
南・中央アメリカ……3200万人
西大平洋……2億600万人

ヨーロッパ……6100万人
南東アジア……9000万人
中東・北アフリカ……7300万人
アフリカ……2400万人
世界で糖尿病人口が多い国の順位では、
1位　中国（1億4090万人）
2位　インド（7420万人）
3位　パキスタン（3300万人）
4位　米国（3220万人）
5位　インドネシア（1950万人）
……
9位　日本（1100万人）
となっています。

世界の糖尿病有病者の推定値と推移（20〜79歳）

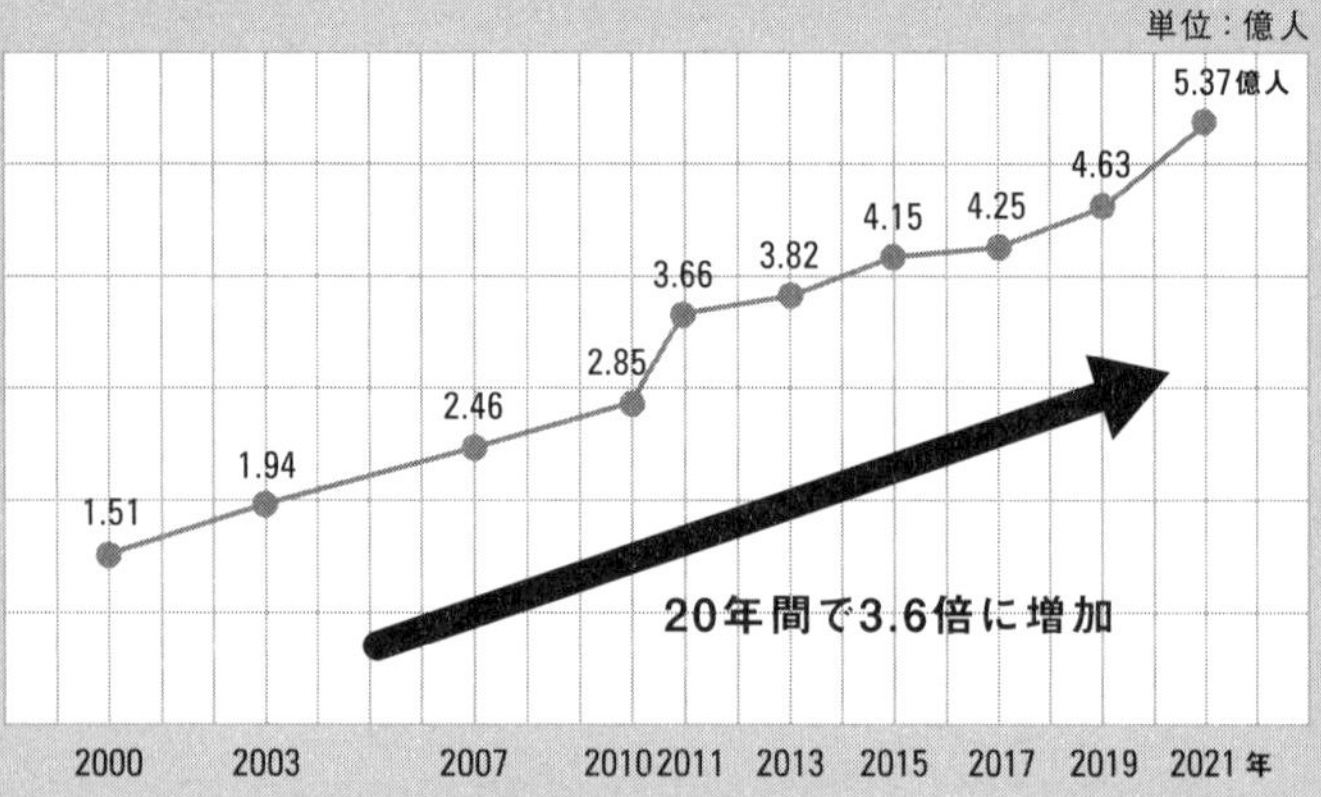

※世界糖尿病連合「IDF糖尿病アトラス」第10版、2021年をもとに作成

また年間６７０万人以上が合併症などが原因で死亡しており、５秒に１人が糖尿病が原因で亡くなっているという計算になります。

第4章

糖尿病を改善する（運動）

将来の
健康のために、
運動しよう！

その場で
スクワットを10回！

4-1 やっぱり運動しないとダメ？

運動しないと「損」をします

「運動嫌いなんですよ、なんでしなきゃいけないんですかね」

そんなふうに訴える患者さんがいます。その気持ちはわかります。でも、運動はやはりしたほうがいいです。

運動不足と気ままな食生活のせいで、現在の状況があるわけですから、食生活を改善しながら運動もすれば、体にとっていいことしかありません。

血糖値が気になる方が運動をすると、次のような効果があります。

①インスリンに頼らずに血糖値を下げられる

運動はダイエットにも有効ですが、それは運動をすると筋肉にあるエネルギーが使われるからです。

運動を開始して少しすると、血液中のブドウ糖が骨格筋に取りこまれて使われます。それによって、血糖値が低下するのです。

②インスリンの働きが改善する

日常的に運動をすることで、内臓脂肪が減り、筋肉が増えます。細胞のインスリン感受性が向上し、インスリン抵抗性を改善します。つまりインスリンが働きやすくなる、ということです。

③生活習慣病を防ぐ

運動の効果で内臓脂肪が減ることで、脂質異常や高血圧など生活習慣病の予防や改善が期待できます。また体のキレが良くなり、体型が若々しくなります。

④基礎代謝が向上する

筋肉を増やすことでエネルギーを消費しやすい体に変わります。基礎代謝が向上して、よりエネルギー消費量の高い体になるのです。

⑤食事療法の効果がアップする

運動することで、摂取したタンパク質が筋肉に変わるのを助けます。

そのほか、心身のストレスの改善、認知症の予防などのメリットが考えられます。
このようにさまざまな効果があるのですから、苦手意識を乗り越えて、ぜひ運動に挑戦していただきたいと思います！

4-2 どんな運動をどのくらいすればいい？

有酸素運動と無酸素運動、どっちがいいの？

有酸素運動と無酸素運動は、どちらも大事。組み合わせることで、相乗効果も期待できます。

無酸素運動はレジスタンス運動ともいいます、腹筋、ダンベル、腕立て伏せ、スクワットなど筋肉に負荷をかける運動のことですね。

レジスタンス運動を行うと筋肉量が増えるため、ブドウ糖が筋肉に取りこまれやすくなります。つまり、インスリンの働きが改善するのです。

運動の中でも、日常生活にとり入れやすいのがウォーキングですね。

通勤のついでに1駅、2駅、歩く、あるいは少し遠くのスーパーまで買い物に行く、などで日常生活に取り入れていきましょう。

ゆっくり歩くだけでは有酸素運動だけになってしまうので、慣れたらゆっくり歩きと早歩きとを交互にくり返すインターバルトレーニングがおすすめです。早歩きがレジスタンス運動に相当するため、両方の運動をバランスよく行うことができます。

空腹時の運動はNG？

空腹時に運動をするのは悪いことではありません。でも、空腹になってから長時間経っているタイミングで運動すると、低血糖を引き起こす場合があるため、注意が必要です。

糖尿病の治療中で、服薬で血糖コントロールができている方は、空腹時に運動を行うと、さらに低血糖を起こしてしまう恐れがあります。

服薬中でない方も、空腹時の運動は、体内の糖が枯渇してしまい、せっかく運動をしているのに燃やすべき糖がなく、エネルギーが出ない状態になります。

満腹時には、なかなか運動しようという気になれないかもしれませんね。食べ過ぎていない状態のときが、運動のベストタイミングです。

どのくらい運動をしたらいいのか目安を教えてください

●有酸素運動は週に3日以上

中等度の運動強度を週に１５０分かそれ以上、週に3回以上行いましょう。

ウォーキングの場合は、１日につき15〜30分間×2回、トータルで約1万歩。

血糖値の改善効果のために、有酸素運動は1日おきで行ったほうがいいので、通勤や買い物にウォーキングを取り入れましょう。体調などでできない日があるのはしかたがありません。

レジスタンス運動は週に2〜3回。

連続しない日程で週に2〜3回、できれば20分以上の運動を行いましょう。

特に食後1時間後に行うと、食後の高血糖状態の改善が期待されます。

厚生労働省が運営する「e‐ヘルスネット」には糖尿病を改善するための運動がよりくわしく紹介されていますから、一度のぞいてみてください。

https://www.e-healthnet.mhlw.go.jp/information/exercise/s-05-005.html

4-3 運動を続けるコツ

まずは軽く始めてみる

●スタートダッシュをがんばりすぎないで

真面目な人の場合は「運動しなきゃダメだ」と、一気にがんばってしまったりすると思いますが、急にやる気を出して、膝や腰などを痛めて動けなくなったのではマイナスです。

この先ずっと続けていき、習慣化するのが望ましいので、無理せず、初めはゆるゆるくらいでいいかもしれません。

1週間目はまず3分、2週間目は5分にしてみようというように、無理せずレベルアップしていきましょう。

最初は軽く、慣れてきたら負荷を増やしていけばいいのです。

また、病院にかかっている場合は、医師に相談してからスタートしてください。

運動は毎日でなくとも構いません。週2日でも3日でも、継続していくこと。動かないとなんだか気持ち悪い。そんな感覚が身につくのが理想です。

食事制限と同じく「できない日」があっても構いません。適度に休みを挟みながら、続けていきましょう。

●運動は万能ではない

今のうちにできるだけ運動して、糖尿病になる日を1日でも先送りしましょう。

そんなふうに呼びかけていますが、糖尿病の患者さんが、みんな運動をしていないというわけではありません。

運動の好きな人、日常的に運動している方でも、糖尿病で通院している方はいます。

遺伝や食生活も大きく関わってきます。運動だけしていれば万全ということではありません。

●ながら運動はダメですか？

ジムでスマホを見ながら走ったり、自宅でテレビを見ながらエアロバイクをこいだり、おしゃべりしながらウォーキングをしたり……。「ながら運動」を実践している人は少なくありませんね。

ながら運動が悪いわけではありません。やらないよりは、ずっといいです。

ただ、どうせ運動するのであれば、運動に集中したほうが効果は出ます。

自分の動作を意識しながら「あ、このストレッチをするとここの筋肉が伸びているんだ」とか「今は、この筋肉を自分は鍛えているんだ」などと脳にしっかり伝えることで、運動の効果はさらに出ます。

忙しくてわざわざ運動する時間が取れないとか、運動が嫌で動画を見ながらじゃないと気分が乗らないとか、さまざまな理由はあると思いますので「運動に集中しなきゃダメ」ということはありません。くり返しますが、ながらでも、やらないよりはずっとマシです。

●腰（膝）が悪くて、運動できません

膝や腰が痛いから動けない→動けないから太る→さらに膝や腰に負担がかかって動けない、という悪循環になってしまっては困ります。

たとえば、プールで歩くとか、腹筋運動とか、痛みが起こらないようにゆっくり動かすなど、医師と相談しながら運動の方法を考えてみましょう。

運動はできないから、食事制限だけでダイエット、というのは、あまり現実的ではありません。筋肉の元になるプロテインをいくら摂っても、動かさなければ、筋肉はどんどん衰えてしまいます。

●毎週ゴルフに行っているから、運動足りていますよね？

ゴルフに行ってカートに乗らず歩いて移動しているなら、その日に関しては運動は

足りています。

ただ、厚労省が推奨しているのは、週4回の運動です。

普段からよく歩いたり、ほかの運動をしていて、合計週4回の運動をしているならいいと思いますが、週1回ゴルフ、あとはずっとデスクワークであれば、運動量は足りていない可能性が大ですね。

●スマートウォッチ（活動量計、歩数計）はどうですか？

私も使っていますが、これはおすすめです。

どれだけ運動したか、何時間座り続けたか、数字として可視化することで、意識が向かうようサポートしてくれます。

神経質で数値化されると気になって仕方ない、ストレスを感じてしまうという方には向いていないでしょうが、私のようにズボラを自認しているならば、非常に役立つアイテムだと思います。

新しいテクノロジーもどんどん取り入れて、健康へと意識を向けていきましょう。

それでもできない⁉

●運動する時間もお金もないんですが……

お金はかけなくていいです。時間をかけましょう。

運動は、パーソナルトレーナーをつけたり、ジムに行ったり、かっこいいウェアを用意したりしなくてもできます。でも、ある程度の時間はかけないとできないですね。

自戒を込めて言いますが、「運動している時間がない」というのは、ただの言い訳というか、逃げなんです。

私も「仕事で忙しい、忙しい」といって、運動してこなかった。その結果、医者なのに血圧はちょっと高めで、糖尿病の予備軍でもあります。

これまで忙しさにかまけて運動もせず、食事も家に帰ってビールを飲んですぐ寝る、そんな生活を続けていました。そのツケが今、来ています。

「時間もお金もない」と言いたくなるのはよくわかります。

でも、5年後、10年後に生活習慣病にかかって、余分に医療費がかかったり、通院に時間がかかったり、食生活が制限されたり……といったマイナスを考えると、今から予防しておいたほうがかしこいと思いませんか。

ぜひ、病気になっていないうちから、意識的に時間をとって運動をしてください。ウォーキングならお金はかかりませんし、糖尿病を防ぐような運動を習慣にしておけば、ほかのさまざまな病気も防げます。

●運動のモチベーションを保つコツ

私の知人のある医者は、トライアスロンをやっているのですが、信じられないくらい辛そうなトレーニングをこなしています。大会に出て、ゴールのテープを切る一瞬のためなら、どんなにつらいトレーニングもがんばれるそうです。

どんな風に考えたら運動のモチベーションが続くかは、人それぞれですが、結局は、今ではなくて将来を見ることではないかと思います。

「これを乗り越えて自分は将来どうなりたいんだっけ?」「がんばった先の自分はどうありたいんだろう?」「ダイエット成功したら○○しよう」といった、どうありたいか、どうなりたいかということを、いかにハッキリ思い描けるか、ということが意志の強さに関わってきます。

家族や友人を巻き込むという方法もあります。身近にいなければSNSでそんなグループを探してみましょう。

今の世の中、ダイエットや健康にまったく興味のない人のほうが少ないのですから、誰かしら気の合う仲間が見つかるはずです。

一緒に運動して励ましあったり、成果をほめあったりすることで、モチベーションを高めていけるといいですね。

4-4 無理せず続けられる運動

いつ、何をすればいい？

●無理せず続けられる運動を教えてください

有酸素運動なら、ウォーキング（早歩き）、水泳、スローランニング。

レジスタンス運動なら、スクワットがおすすめです。

もちろん、運動だけにこだわる必要はありません。家の掃除や犬の散歩、ウインドーショッピング、カラオケを振付けつきで熱唱するなど、体を動かすことで、これなら楽しいと思えることを積極的に行ってください。

●運動に向いている時間帯は？

運動をする時間帯はいつでもいいでしょう。

朝がいいとか午後がいいとか、時間帯によって運動効果に大きな違いはありません。

その人が快適にできたら、いつでもいいと思います。

それより大事なのは、運動の習慣をつけるということです。その意味では、自分が習慣化しやすい時間帯がベストです。

運動の目的が血糖値を下げるということであれば、食後がいいですね。

食後すぐに、軽い運動をするといいです。1分でもいいので、早足でウォーキングをしたり、椅子に座ったままかかとを上げ下げしたり、つま先立ちで歯磨きをしたりするのもおすすめです。

屋外、屋内でできる運動2つ

●上手なウォーキングのコツを教えてください

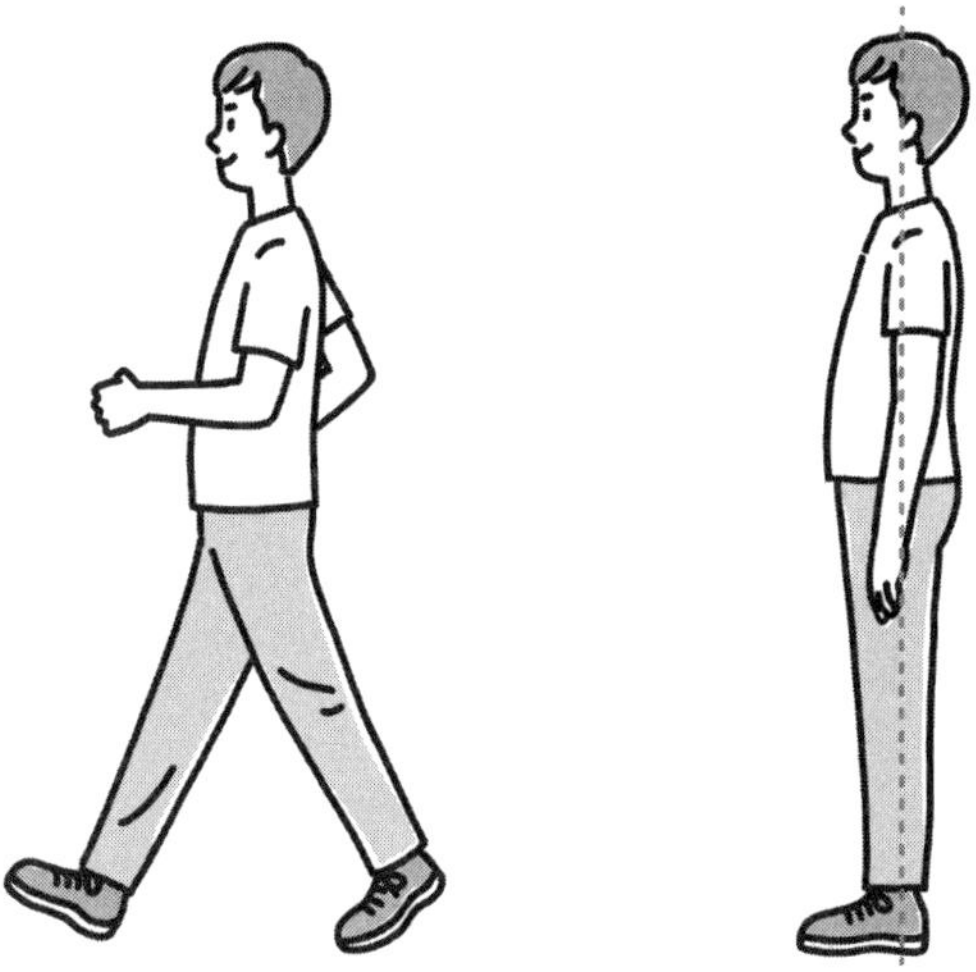

まず「自分は運動のために歩いているんだ！」という意識を持って、使っている筋肉に意識を向けることが大事です。
ダラダラ歩かずに、キビキビと、しっかり早歩きを実践しましょう。
理想的なウォーキングフォームは次のような歩き方です。
①天井から、頭を引っ張られているようなイメージで、まっすぐ背筋を伸ばして、正面を見る。
②大股で足を踏み出し、かかとから着地して、足裏全体をつけて地面を蹴る。

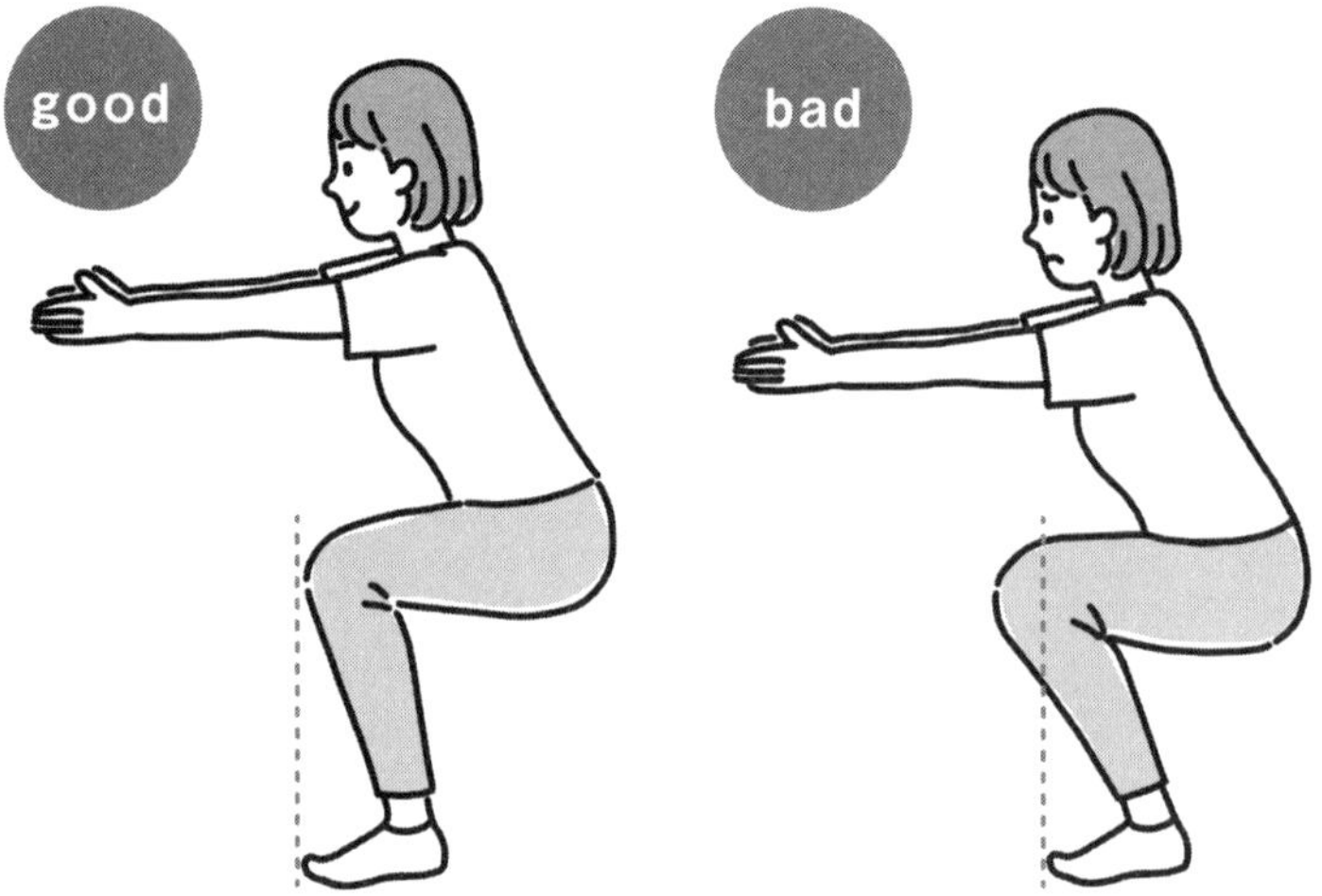

●室内でできる運動を教えてください

室内での運動は、場所を取らずにできるスクワットがおすすめです。

スクワットは下半身の大きな筋肉を使うので、ダイエット効果も期待できます。あまり運動をしていない人は、まずは5回からスタートしてみましょう。

①まっすぐ立った姿勢から、お尻を思い切り後ろに引く。膝が前に出ると、膝を痛めることがあるので注意。
②上体を前に倒して、太ももが地面に平行になるぐらいまで、ゆっくりと10秒ほどかけてお尻を後ろに引く。

③ゆっくり10秒ほどかけて①の姿勢に戻る。
④①～③を10回くらいくり返す。

小さく始めてみよう

●三日坊主は何度でも続けていい

ウォーキングやスクワットなど簡単な運動でも、すぐにモチベーションが下がってしまい、「とにかく続かないんです……」と嘆く人がいます。

継続は力なり、とよくいいますね。運動も食事の改善も、もちろん毎日続けたほうがいいのです。でも、「続かないこと」は大きな問題ではありません。

もし続かなかったとしても、それまでの行動がリセットされるわけではありません。せっかく3日も続けられたのに、1日サボっただけで「また三日坊主だ」と嘆いて、やめてしまうことが問題です。

三日坊主を週に2回くり返せば、7日のうちに6日運動した計算になります。そのくらいのゆるい気持ちで、取り組んでみてはいかがでしょうか。

●生活習慣を更新してみる

さあ運動するぞ！といきなりジムに高い入会金を払ったり、ウェアやシューズを買い込んだり……。形から入ってモチベーションが上がることもありますが、最初から大きくライフスタイルを変えようとするのは、負担が大きすぎるため失敗のもとになります。

ですから、ごく小さな変化から取り入れるのがおすすめです。

たとえば、会社内での移動はエレベーターを使わない、車ではなく歩いて買い物に行く、バス停を一つ手前で降りる、といった毎日の生活の中での習慣を、少し体を使うような方向へと更新してみましょう。

生活に運動をプラスするという足し算ではなく、習慣をほんの少しだけ変えてみるという発想です。

第5章

糖尿病を改善する（生活習慣）

あーあ、糖尿病の治療はずっと続くのか……
見方を変えれば、健康的な生活をずっと続けられる、ってことだよ

5-1 糖尿病との付き合い方

治療は根気よく

食事制限や運動を習慣化するのは、なかなか難しいものです。とはいえ、現状を変えなければ、血糖値が下がることはありません。

もしこのまま進んでいくと、将来どうなっていくのか……。糖尿病がどんどん悪くなって、生活が制限されたり、通院を強いられたり、あるいはひどい合併症に苦しんだり……。そんな「暗い未来」はイヤですよね。私もそんな患者さんを見るのはうれしくありません。

血糖値を管理し、適度に節制しながら普通の毎日を送る。それが多くの人が思い描いている「普通の未来」だと思います。

血糖値に気をつけなければならない状態ということは、今、行動を変えなければ「暗い未来」になってしまう、今、行動を変えれば「普通の未来」にたどり着ける、ということです。努力次第ではすばらしく輝かしい「理想の未来」に届くかもしれません。

糖尿病の治療に近道はありません。

なりたい将来像を思い浮かべ、モチベーションを高めつつ継続していきましょう。

ストレスで血糖値が上がるってホント？

●ストレスは血糖値を上昇させる

通常、人間の交感神経と副交感神経はバランスがとれている状態ですが、強いストレスがかかると、交感神経優位になります。

交感神経が優位な状態が続くと、体は自然界で敵と相対したときと同じ、非常事態モードになります。全力で戦うか逃げるかするために、肝臓に蓄えられた脂肪を、ブドウ糖に作り替えて血液中に送り出します。それによって血糖値が上がってしまうのです。

ストレスは血糖値の上昇に大きく関係しているのです。

●ストレスによる二次被害

仕事や家庭、健康問題やご近所付き合い、そのほかにも現代人の毎日はストレスだらけです。ストレスがかかるとついイライラしてしまいますが、この状態が糖尿病にはよくありません。

ストレスそのものによる血糖値の上昇以上に問題なのは、ストレスを解消しようとつい暴飲暴食してしまいがちだということです。いわばストレスの二次被害です。

ストレスを受けないことは難しいので、受け取り方を変えるか、自分らしいストレス解消法を身につけることが肝心です。

●うまくストレスと付き合うためには？

ストレスをためないために、過労状態になるのを避け、睡眠時間をしっかり確保しましょう。

仕事のストレスには、オンとオフの切り替えが必要です。ひとときでも仕事を忘れて、自然の中を散歩したり、景色を眺めたりするのもいいですし、熱中できる趣味に打ち込んだり、スポーツで汗を流したり、サウナでボーッとするのでも構いません。

時には友人とおしゃべりに興じたり、安心できる相手に悩みを打ち明けることも大切です。

自分なりの解消法を持って、ストレスに負けずに糖尿病対策を続けましょう。

歯周病は糖尿病の併発症

●歯周病になると血糖値が上がる

糖尿病と歯周病が関連していると言ったら驚くでしょうか。

でも、歯周病になると血糖値が上がりやすく、血糖値が上がると歯周病になる、という悪い連鎖を引き起こすため、歯周病は、糖尿病の併発症と言われています。

歯周病になると、炎症を起こした歯茎の歯周ポケットの部分から、炎症性サイトカインという炎症物質（ＴＮＦ―α）が分泌されます。それがインスリンの働きを阻害し、糖尿病を進行させるのです。

●口中をしっかりケア

歯周病を防ぐためには、日々の歯磨きに加え、定期的な歯科での検診や適切な治療をすることが大事です。毎日の歯磨きをていねいにすることはもちろん、半年に一度は歯科に行き、検診してもらうことをおすすめします。

睡眠不足は体調悪化のもと

●生活リズムを整える

糖尿病の治療で大切なのは、食事と運動が第一。次に気をつけることとしては、生活リズムを整えることです。

生活リズムが崩れると、食事の時間が不規則になる、空腹の時間が長くなり急いでドカ食いしやすくなる、食事の後にすぐ寝てしまう、など血糖値のコントロールがきかなくなってしまいます。

人間の体には日の出に近い時間に起き、日が落ちて暗くなったら眠る、というリズムが刻まれています。なるべくその生活リズムに近い生活で、食事も等間隔の時間を空けてとるのが、理想的です。

平日の睡眠不足の分を休日に「寝だめ」するのもよくありません。

たとえば、仕事が立て込んで数日間だけ睡眠が短かったというときに、休日に少し多く睡眠をとるのは、それで体調が回復するのであれば問題ありません。

でも、平日の睡眠時間を削って休日に寝だめするのを習慣にするのはやめましょう。睡眠不足が続くと、インスリンの効きが悪くなってしまいます。

とはいえ、必要な睡眠時間は、人によって違います。睡眠は「時間」にしばられず、体調が良ければそれでいい、と考えましょう。


以前はぐっすり眠れていたのに、最近は目覚めが良くない、眠りが浅い、といった場合は、睡眠時間が足りないのではなく、自律神経やホルモンのバランスが崩れている可能性もあります。

朝起きたら朝日を浴びる、夜はスマホやパソコンなどの強い光を避ける、お風呂はシャワーではなく湯船につかるなど、生活リズムを整えることを意識しましょう。

●昼寝は良い、悪い？

ランチの後はどうしても眠くなりますね。短時間の昼寝は「パワーナップ」とも呼ばれ、体に良いことが科学的に実証されています。

しかし、糖尿病が気になる人の場合は、運動をして食後の血糖値を下げる方が先決です。昼寝は、血糖値が安定するようになったら行うといいでしょう。

同じように夕食後すぐに寝てしまうのは、食後上がった血糖値が下がらず、糖尿病に悪影響を及ぼすので避けてください。

食後、上がった血糖値を下げるには、散歩など軽い運動をして、体を動かすことが効果的です。

とはいえ、夕食後くらいはのんびり過ごしたいという誘惑に勝てない方もいるでしょう（私自身もそうです）。そんな方は、せめてテレビを観ながら足の曲げ伸ばしをしたり、腕を大きく回してみたりと、とにかくちょっとでも体を動かすことを意識してみてください。

数字で管理すると成果が見える

●家庭用血糖値測定器

血糖値の対策を進めていくうえで、「自分の血糖値を管理するために、気軽に血糖値を計測したい」と多くの人が思うでしょう。体重が減ったのを体重計で確認できるとうれしいように、血糖値が数値で見られるとモチベーションにもつながります。

かつては、血糖値は病院で計測するか、指先を少し切って出血し、試薬を使って計測するしかありませんでしたが、今では便利な家庭用血糖値測定器が出ています。

これは、小さな針のついたシールを体に貼り付けて、2週間の間ずっと血糖値を測定できるというもの。服を着てしまえば外から見てもわかりにくく、また防水仕様なので、そのまま運動や入浴もできます。

つねに体に測定器がついている状態で、自動的に数分おきに血糖値を測定してくれます。いつ、何を食べたら、どれだけ血糖値が上がるか、というのがわかりやすく、自分の血糖値の変化の傾向をつかみやすくなります。

また、計測したデータはスマホやパソコンで確認でき、診察時に医師に見せるのも簡単です。

インスリン治療をされている方は保険適用になりますが、それ以外の方は自費購入となります。数千円程度で購入できるので、ご自身の血糖値変化の傾向をつかむために、試してみるといいでしょう。

●体重は毎日計る

糖尿病の治療とダイエットを並行して行う方も多いでしょう。

食生活を振り返るきっかけにもなるので、自分の毎日の体重の変化を把握しておきましょう。週に1回でも構いませんが、できれば毎日計ることをおすすめします。ノートなどにグラフ化して記録すると、変化の様子がわかりやすくなりますよ。

体重の変動に一喜一憂することなく、そのときの体重を数値として認識し、継続して測定することが大事です。

5-2 糖尿病を正しく知る

あふれる情報とどう向き合うか

●糖尿病に効くお茶やツボって、本当に効くの？

お茶を飲んで血糖値が下がるとか、糖尿病に効くお茶というものは現在のところありません。もし効果があるなら、とっくに医薬品として採用されているはずです。

しかし世の中には「糖の吸収を抑える」というお茶がかなり出回っています。これらはそのお茶に含まれる食物繊維の働きで、血糖値の上昇が穏やかになる、というもの。つまり、野菜を先に食べる、というのと同じ理屈ですね。

喉が渇いたときに、血糖値を急上昇させる甘い飲み物を選ぶよりは、そういったものを選ぶほうがいいです。

ただし、食事のたびにそのお茶を飲んだからといって、それだけで血糖値が下がると安心してしまうのはＮＧです。

また、「糖尿病に効くツボってあるんですか？」と患者さんに聞かれたことがあります。

東洋医学などでは存在しているのかもしれませんが、医師としては「証明されているツボはない」と答えます。残念ながら、標準医療としては採用されていません。

食生活の改善と運動が糖尿病治療の基本です。

●情報の真偽を見分けるコツ

血糖値や糖尿病についての意識を高めるという意味でも、これからもぜひ学んだり、調べたりしていただきたいと思います。

しかし、インターネットで検索すると、本当にさまざまな情報が出てきます。誰もが手軽に情報発信できる時代ですから、なかには誤解に基づくものや、何らかの商品を売るための情報も少なくありません。

糖尿病を専門としていない医師、特に資格を持たない人の情報や、特定商品につなげる情報には怪しいものが見受けられます。注意してください。


正しい情報かどうかを見極めるポイントは、その情報をどこの誰が何のために発信しているのか、を確認することです。

最低限でも、発信元は信頼できるかを確認しましょう。

ユーチューブなどで医師が個人で発信している情報もあります。糖尿病の専門医が、論文を検証し、自分の顔と名前を公表して出している情報であれば、信ぴょう性は高いと言えるでしょう。

また、糖尿病に関する情報発信や啓発活動は、厚生労働省、日本糖尿病学会、日本糖尿病協会ほかさまざまな団体が行っています。これらの発信する情報なら、まず問題ないと判断できます。

病気の基本的な解説は、本書のような書籍や病院の待合室などに設置してあるリーフレットなどで学ぶことをおすすめします。

しかし、患者さんが本当に知りたいのは、「自分の場合はどうか」ということでしょう。

それを知るための一番早く、確実な方法は、医師に相談することです。

コラム❹

はじめての病院

●自覚症状がなくても病院へ

糖尿病に関する数値が気になるけれど自覚症状はないから……と受診を見送る方が少なくありません。「糖尿病が強く疑われる人」のうち、現在治療を受けている人は55・6％（厚生労働省2020年12月国民健康・栄養調査）というデータもあります。

病院は、何か症状が出てから行くもの、というイメージがあるかもしれません。ですが糖尿病に関しては、予備軍のほうが状態を悪化させないために、予防としての通院が大切です。

健康診断で「糖尿病の疑いがあるので、病院を受診してください」と言われたら、必ず受診してください。

●可能なら専門外来を受診

糖尿病外来がベストですが、近くにない場合にはまず内科を受診してください。できれば糖尿病治療に力を入れている病院にかかることをおすすめします。

病院のホームページなどに糖尿病専門医がいる、糖尿病治療をきちんとやっていると掲載されている病院であれば、安心です。

通院の際には、通常の通院と同じように健康保険証や診察券を持参、健康診断の結果も持参してください。

最初の診察では、血液検査や尿検査などの内科の検査、問診、眼底検査などが行われます。

●定期的に通院する

糖尿病の治療は、食事制限・運動指導といった生活習慣の改善が第一です。

医師の指導に従って定期的に通院して、ご自身の体の状態を知ってください。管理栄養士による栄養指導も大切な治療の一環です。アドバイスにしっかりと耳を傾けて食生活を改善していきましょう。

薬物療法が必要な場合は、血糖コントロールの薬を処方したり、インスリンの自己注射をしてもらいます。

定期的に通院をして、血糖値が改善していけば、減薬や薬物療法の中止など、段階的に治療を軽くしていける可能性があります。

特に自覚症状がないのに通院を続けるのは面倒……という気持ちもわかりますが、糖尿病は、長期間かけて付き合っていく病気です。

自己判断で勝手に治療を中断しないよう、くれぐれもお願いしたいと思います。

●もし治療を中断してしまったら

「一度挫折してしまったけれど治療を再開したい、でも医師に叱られるかもしれないのでイヤだな……」と思う方もいると聞きます。でも、不安に思う必要はありません。多くの医師は、治療の再開を快く受け入れてくれます。

むしろ、治療の必要性に気づいて、再度病気に向き合おうとする気持ちを応援したいという医師のほうが多いでしょう。
安心して通院してください。

おわりに

糖尿病は、一度発症してしまうと、以前の状態に体を戻すのが難しい病気です。ある程度まで悪化してしまうと、どんなに努力しても、薬を飲んでも、もとに戻すことは難しく、しかも合併症の恐れもあります。

しかし、初期の段階であれば、医師の指導と、運動と食事制限で、糖尿病でない人と同じような生活を送ることは可能です。

それには、食事の制限をはじめ継続的な生活の改善が必要です。

どのように変えるべきか、本書でできるだけていねいにお伝えしたつもりです。わからない点は主治医の先生に質問しながら、毎日を乗り越えていただければと思います。

「病気になって良かった」とは言いませんが、今のうちに気づけたことは、「不幸中の幸い」と言えるかもしれません。治療がいち早く始められるからです。

積極的に取り組んでいる患者さんの中には「糖尿病になったことが逆に健康的な毎日を送るきっかけになった」とおっしゃる方もいます。

病気は病気として向き合い、ご自身の体と付き合いながら、あなたの毎日が少しでも健やかなものになりますよう、ささやかながらお祈り申し上げます。

名医が明かす 糖尿病のホントの話

2023年3月11日　第1刷発行

著　者　　　玉谷実智夫
編集人　　　佐藤直樹
ブックデザイン　吉崎広明（ベルソグラフィック）
編集協力　　出雲安見子　曽田照子
企画協力　　吉田 浩（株式会社 天才工場）
発行人　　　森下幹人
発行所　　　株式会社 白夜書房
〒171-0033　東京都豊島区高田3-10-12
TEL.03-5292-7751
FAX.03-5292-7741
http://www.byakuya-shobo.co.jp

製版　　　株式会社 公栄社
印刷・製本　大日本印刷 株式会社